Schulmanagement-Handbuch
Band 138

Matthias Brand, Hans J. Markowitsch

Lernen und Gedächtnis

Relevante Forschungsergebnisse für die Schule

Oldenbourg

Impressum

Schulmanagement-Handbuch 138 • 30. Jahrgang • Juni 2011
ISSN 1618-5978

Verlag: Oldenbourg Schulbuchverlag GmbH, Rosenheimer Straße 145, 81671 München, Tel. 089/45051-0, Fax -310, www.oldenbourg-bsv.de

Gesellschafter: Alleiniger Gesellschafter des Verlages ist die R. Oldenbourg Verlag GmbH unter der oben genannten Anschrift. Alleiniger Gesellschafter der R. Oldenbourg Verlag GmbH ist die Franz Cornelsen Bildungsholding GmbH & Co. KG, Mecklenburgische Straße 53, 14197 Berlin

Herausgeber (verantwortlich): PD Dr. Thomas Riecke-Baulecke, Schulweg 27, 22844 Norderstedt, Tel. 040/5264-371, Fax: -0543, dr.riecke@wtnet.de

Manuskriptangebote: Redaktionsbüro Norderstedt, Ingrid Baulecke, Schulweg 27, 22844 Norderstedt, Telefon 040/5264371, ingrid.baulecke@wtnet.de

Verlagsredaktion: Monika Bommer (Leitung), Nadine Schicht, Oldenbourg Schulbuchverlag, Tel. 089/45051-381, Fax -310, schicht@oldenbourg.de

Verlagsherstellung: Christa Neukirchinger (Anschrift wie Verlag)

Satz, Reproduktion und Herstellung: MedienDesign Bruggberger, Kirchheim

Druck- und Bindearbeiten: Schroff Druck und Verlag GmbH, Kobelweg 12 1/6, 86156 Augsburg

Anzeigenverwaltung (verantwortlich): Christian Schwarzbauer, Oldenbourg Schulbuchverlag GmbH, Rosenheimer Straße 145, 81671 München, Tel. 089/45051-447, Fax -310, schwarzbauer@oldenbourg.de, www.oldenbourg-klick.de. Anzeigenpreisliste Nr. 29, gültig ab 1.10.2010. Anzeigenschluss jeweils 4 Wochen vor Erscheinen.

Aboservice (Abo- und Einzelbestellungen, Adressänderungen, Fragen zur Rechnung): Cornelsen Verlagskontor GmbH, Oldenbourg-Aboservice, Kammerratsheide 66, 33609 Bielefeld, Tel. 0521/9719-190, Fax 0521/9719-296, aboservice@cvk.de

Sonstige Kundenanfragen: Irmgard Kunkel, Oldenbourg Schulbuchverlag GmbH, Rosenheimer Straße 145, 81671 München, Telefon: (089) 45051-341, Fax: (089) 45051-465, kunkel@oldenbourg.de

Bezugsbedingungen: Die Zeitschrift erscheint 4-mal jährlich (März, Juni, Sep., Dez.). Bei Nichterscheinen ohne Schuld des Verlages übernimmt der Verlag keine Rückerstattung des Bezugspreises.
Die Abodauer beträgt ein Jahr. Das Abo verlängert sich automatisch um ein weiteres Jahr, wenn nicht vor Ablauf schriftlich gekündigt wird. Eine Kündigung ist mit jeder Ausgabe möglich. Offene Restbeträge für bereits bezahlte, aber nicht mehr gelieferte Hefte werden zurückerstattet. Anschrift siehe unter Aboservice.

Bezugspreise: Einzelheft € 19,90 (Schweiz: sFr 35,80). Jahresabonnement € 59,90 (Schweiz: sFr 100,00). Institutionsabonnement € 91,90 (Schweiz: sFr 153,50). Alle Preise jeweils inkl. MwSt., zzgl. € 1,50 Versandkosten pro Heft (innerhalb Deutschlands). Preisänderungen vorbehalten

Aus Gründen der besseren Lesbarkeit werden im Schulmanagement-Handbuch bevorzugt männliche Personenbezeichnungen für weibliche und männliche Personen gleichermaßen verwendet.

www.schulmanagement-handbuch.de

Inhalt

Vorwort

Liebe Leserin, lieber Leser,

Lernen und Gedächtnis – was müssen wir darüber wissen, um Unterricht an der Schule zu entwickeln? In den vergangenen Jahren gab es eine Reihe von kürzeren oder längeren Veröffentlichungen, die Zusammenhänge über neuere Erkenntnisse der Hirnforschung und erfolgreiches Lernen hergestellt haben und daraus insbesondere methodische Konsequenzen für den Unterricht abgeleitet haben. Selten gab es dabei eine ausführliche und allgemeinverständliche Darstellung über die biologischen bzw. neurobiologischen Grundlagen.
Ich freue mich deshalb sehr, mit Prof. Dr. Hans J. Markowitsch und Prof. Dr. Matthias Brand zwei Wissenschaftler für dieses Handbuch gewonnen zu haben, deren erstes Interesse der empirischen Forschung hinsichtlich des Lernens und der Funktionsweise des Gedächtnisses gewidmet ist.
In diesem Handbuch werden zunächst in verständlicher Form grundlegende Informationen zum Aufbau und zur Funktion des Gehirns gegeben, ohne dessen Verständnis ein Durchdringen des Lernens und des Gedächtnisses nicht möglich ist.
Erst im Anschluss findet eine Auseinandersetzung mit dem Lernen statt. Die Konsequenzen, die Prof. Dr. Hans J. Markowitsch und Prof. Dr. Matthias Brand aus den neueren Forschungen für die Gestaltung von Unterricht ziehen, sind vorsichtig und mit kritischer Distanz gewonnen. Es geht nicht darum, aus Forschungsergebnissen die eine Methode von Unterricht abzuleiten, sondern ein grundlegendes Wissen zur Verfügung zu haben, um flexibel und professionell für beste Lernbedingungen Sorge tragen zu können.
Ich wünsche Ihnen Freude und Vergnügen beim Lesen dieses Handbuchs.

Ihr

Dr. Thomas Riecke-Baulecke

1 Einleitung

Der Begriff „Lernen" bezeichnet alle bewussten und unbewussten Prozesse des Erwerbs von geistigen oder körperlichen Fertigkeiten. Dazu zählen soziale und emotionale Kompetenzen ebenso wie das Auswendiglernen von Fakten oder das Fahren auf einem Einrad zu beherrschen. Lernen kann verstanden werden als kurzfristige und langfristige Veränderung des Erlebens- und Verhaltensrepertoires; teilweise führen sogar kurzfristige oder einmalige Lernerfahrungen zu stabilen langfristigen Änderungen des Verhaltens. Die Fähigkeit zu lernen, d. h. die Fähigkeit zu Veränderungen, ist für uns Menschen ebenso wie für Tiere die Grundvoraussetzung, um sich in einer sich ändernden Umwelt zurechtzufinden.

Lernen findet auf Hirnebene statt. Das bedeutet, dass unsere Lernfähigkeit durch die Kapazitäten unseres Gehirns determiniert ist. Gleichwohl verändert jeder Lernvorgang unser Gehirn. Wenngleich sich Lernprozesse auf Hirnebene zunächst auf mikroskopischer Ebene abspielen, d. h. dass z. B. neue Verbindungen zwischen Nervenzellen gebildet werden, können sie längerfristig sogar zu Größenveränderungen einzelner Hirnregionen führen. Dies unterstreicht einerseits die enorme Plastizität unseres Gehirns, die die Voraussetzung für Lernprozesse ist. Andererseits können Hirnschädigungen auch zu Lern- und Gedächtniseinbußen führen, was wiederum belegt, dass Lernvorgänge nicht nur die Hirnsubstanz ändern können, sondern auch von ihr selbst, d. h. dem Organ, beeinflusst werden. Zusammengefasst bedeuten die Ausführungen, dass wir von einer starken wechselseitigen Beziehung zwischen Lernen und Gehirn bzw. von einer Interaktion von Gehirn und Umwelt ausgehen müssen.

Beschäftigt man sich also mit dem Thema Lernen, kann dies zweifelsohne nicht adäquat geschehen, ohne sich mit dem Organ selbst, d. h. dem Gehirn, auseinanderzusetzen. Treffend wurde die Wichtigkeit der Erforschung organischer Grundlagen für das Verständnis psychischer Prozesse von Paul Flechsig, Rektor der Universität Leipzig, im Jahr 1894 in seiner Rede betont, als er sagte: *„Die Psychologie hat es trotz endloser Bemühungen noch nicht zum Rang einer exakten Wissenschaft bringen können, nicht zuletzt deshalb, weil sie gezwungen war, unabhängig von der Hirnlehre ihre Grundbegriffe zu bilden. Dank der wahrhaft naiven Voraussetzung, dass man die Funktionenlehre eines Organs wie das Gehirn entwickeln könne, ohne das Organ selbst zu kennen, ist sie zum Tummelplatz für allerhand seltsame Einfälle geworden, dagegen außerordentlich arm geblieben an wirklich fruchtbaren Gesichtspunkten.*"

A

1. Einleitung
2. Aufbau und Funktion des Gehirns: Ein Überblick
2.1 Die wichtigsten Grundstrukturen
2.2 Das limbische System
2.3 Das Stirnhirn
3. Die informationsverarbeitenden Zellen unseres Gehirns: unsere Neurone
3.1 Aufbau von Nervenzellen
3.2 Informationsverarbeitung innerhalb und zwischen Nervenzellen
3.3 Lernen auf zellulärer Ebene
4. Gehirnplastizität
5. Geschlechtsunterschiede auf Hirn- und Verhaltensebene
6. Gedächtnis: psychische und neurale Korrelate
6.1 Einteilungen des Gedächtnisses
6.2 Entwicklung des autobiographischen Gedächtnisses
6.3 Neuroanatomie von Lernen und Gedächtnis
6.3.1 Zwei limbische Schaltkreise als Lern- und Gedächtniskorrelate
6.3.2 Das Stirnhirn und seine Funktion für die Einspeicherung und den Abruf von Gedächtnisinhalten
6.4 Stress und Gedächtnis
6.4.1 Dissoziative Amnesien
7. Zusammenhang zwischen neurobiologischen Grundlagen von Lernen und Gedächtnis und schulischem Lernen
7.1 Lernen und Abrufen
7.2 Falsches Erinnern
7.3 Lerntypen
7.4 Lebenslanges Lernen
7.5 Gestaltung von Lernumgebungen
8. Schlussfolgerung

B

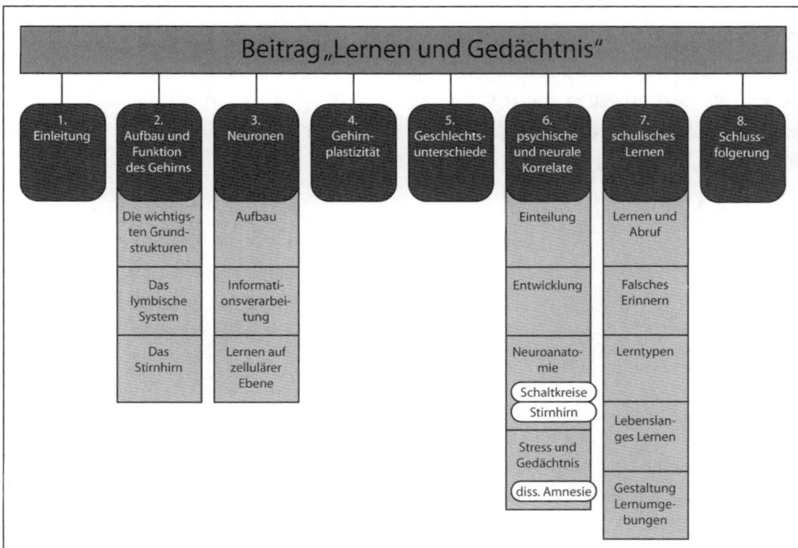

Abb. 1: Gliederung des Beitrags in Textform (A) bzw. als Schaubild (B)

In diesem Handbuch werden wir den Zusammenhang zwischen Gehirn und Lernen erläutern und sowohl klassische als auch aktuelle Befunde der neurowissenschaftlichen Lern- und Gedächtnisforschung zusammenfassen. Eine detaillierte Übersicht über verschiedene Gedächtnisformen sowie physiologische und psychologische Korrelate ist in den Büchern von Markowitsch (Markowitsch, 2009a, 2009b) bzw. Markowitsch und Welzer (2005) zu finden.

In den folgenden Abschnitten werden wir zunächst einführend die Grundlagen des Gehirnaufbaus und der Funktionsweise des Hirns skizzieren. Anschließend gehen wir auf neurobiologische, d. h. zelluläre Mechanismen des Lernens ein, bevor neuroplastische Änderungen über die Lebensspanne skizziert werden. Auch werden geschlechtsabhängige Differenzierungen auf Hirn- und Verhaltensebene betrachtet. Darauf folgend werden beispielhaft psychologische Gedächtnistheorien bzw. Unterteilungen des Gedächtnisses vorgestellt und die Hirnkorrelate von Gedächtnisprozessen beschrieben. Ebenso gehen wir auf die Verarbeitung von Emotionen und ihre Rolle für Lernen und Gedächtnis sowie auf die Beeinflussung von Gedächtnisleistungen durch Stress ein. Exemplarisch werden auch Gedächtnisstörungen, insbesondere solche, die mit massivem oder chronischem Stress einhergehen können, beschrieben. Dem Zusammenhang von neurobiologischen Grundlagen des Lernens und schulischen Lernleistungen ist ein eigenes Kapitel gewidmet. Dabei werden abschließend Konsequenzen für die Gestaltung von Lernumgebungen gezogen.

Die Struktur des Beitrags ist in Abbildung 1 zusammengefasst. Wir werden im Verlauf des Textes auf die beiden Darstellungsarten in Abb. 1a und 1b zurückkommen.

2 Aufbau und Funktion des Gehirns: Ein Überblick

Nach heutiger Auffassung ist das Gehirn Träger unserer bewussten und unbewussten Erlebens- und Verhaltensweisen. Das menschliche Gehirn besteht im Wesentlichen aus Nervenzellen (Neuronen) und Gliazellen (Zellen, die Stütz-, Ernährungs- und weitere wichtige Funktionen inne haben, die das Funktionieren von Nervenzellen erst ermöglichen. Gliazellen übertragen jedoch keine Information). Es ist durchschnittlich ca. 1200 bis 1600 Gramm schwer und ist das am besten geschützte Organ, da es von einem einzigen Knochen – der Schädelkalotte – eingeschlossen ist und in einer Flüssigkeit (Liquor cerebrospinalis) schwimmt. Eine reichliche Blutversorgung bei gleichzeitigem weitreichenden Schutz vor Giften und anderen schädlichen Substanzen durch die Blut-Hirn-Schranke sorgen dafür, dass es permanent mit Energie (Glukose) und Sauerstoff versorgt wird, ohne dabei allen im Blut vorkommenden Stoffen ungeschützt ausgeliefert zu sein. Tag und Nacht verbraucht das Gehirn ca. ein Viertel der Körperenergie.

2.1 Die wichtigsten Grundstrukturen

Das menschliche Gehirn lässt sich in verschiedene Bereiche einteilen (eine ausführlichere Darstellung der Neuroanatomie ist z. B. zu finden in Pritzel, Brand & Markowitsch, 2009). Das Hinterhirn ist der hierarchisch niedrigste und phylogenetisch (entwicklungsgeschichtlich) älteste Teil. Es umfasst das verlängerte Mark, die Brücke (Pons) und das Kleinhirn (Cerebellum). Das Hinterhirn, das auch häufig Hirnstamm genannt wird, reguliert alle lebenswichtigen Funktionen über die Hirnnerven. Außerdem treffen viele sensorische Reize zunächst im Hirnstamm ein, bevor sie von höheren Zentren weiter verarbeitet werden. Auch werden vom Hinterhirn die absteigenden motorischen Bahnen beeinflusst. Das Kleinhirn spielt bei der Koordination unserer Willkürmotorik eine wesentliche Rolle (zusammen mit Kernen des Vorderhirns, den so genannten Basalganglien). Im Pons liegt eine Vielzahl von Kernen und Faserverbindungen, die zusammen als Formatio reticularis bezeichnet werden und gemeinsam Aufmerksamkeitsprozesse mitsteuern. Auch haben einige Botenstoffsysteme im Hirnstamm ihren Ursprung.

Über dem Hirnstamm liegt das Mittelhirn (Mesencephalon). Auch hier sind Kerne lokalisiert, die an der Steuerung der Motorik beteiligt sind (z. B. der rote Kern = Nucleus ruber). Ebenso hat ein wichtiges Botenstoffsystem

– Dopamin – seinen Ursprung in Nervenzellen des Mittelhirns, und zwar in der schwarzen Substanz (Substantia nigra) und in der so genannten ventralen Area des Tegmentums. Die dopaminergen Fasern ziehen vom Mittelhirn aus in weite Teile des Gehirns und sind nicht nur an der Steuerung der Willkürmotorik beteiligt, sondern auch an der Vermittlung von Belohnung und Verstärkung. Eine weitere Ansammlung von Kernen des Mittelhirns, die unteren und oberen Colliculi, ist in die Verarbeitung visueller und auditiver Reize, sowie in die Steuerung der Augenbewegungen und der (selektiven) Aufmerksamkeit involviert.

Das über dem Mittelhirn gelegene Zwischenhirn (Diencephalon) besteht im Wesentlichen aus dem Thalamus und dem Hypothalamus. Der taubeneigroße Thalamus ist die größte Umschaltzentrale des Gehirns; hier werden nahezu alle sensorischen Informationen aus der Umwelt verarbeitet, bevor sie zur Großhirnrinde gelangen (Ausnahme ist Geruchsinformation, die direkt in Teile des Großhirns projiziert wird). Auch motorische Information wird im Thalamus verschaltet, ebenso wie andere Inhalte (etwa Gedächtniseinheiten, Emotionen etc.). Nicht selten wird der Thalamus auch als „Tor zum Bewusstsein" bezeichnet (Markowitsch, 1999b), da er dafür sorgt, dass z. B. Sinneseindrücke zur Großhirnrinde geleitet und erst dadurch einer bewussten Erfahrung zugänglich gemacht werden (Markowitsch, 2003a, 2004). Der unter dem Thalamus liegende Hypothalamus steuert vorrangig Funktionen wie Schlaf, Hunger und Durst, sowie sexuelles Verhalten. Da der Hypothalamus eng mit der Hirnanhangsdrüse (Hypophyse) verbunden ist, hat er auch eine wichtige Funktion im Rahmen des neuroendokrinen Systems (Hormonsystem).

Der aus psychologischer Sicht interessanteste Hirnbereich ist zweifelsohne das Vorderhirn (Telencephalon). Hierzu zählt vor allem die Großhirnrinde (cerebraler Cortex). Der äußere Anteil der Großhirnrinde, der entwicklungsgeschichtlich jüngere Teil, wird auch Neocortex genannt. Der Neocortex lässt sich in vier Lappen einteilen: Hinterhauptslappen, Scheitellappen, Schläfenlappen und Stirnhirnlappen. Hinzu kommen noch ältere Anteile der Hirnrinde, der so genannte limbische Lappen, der weiter in der Mitte des Gehirns liegt, d. h. in der Außenansicht des Gehirns nicht zu sehen ist. Im mittleren Teil des Schläfenlappens liegen beispielsweise die hippocampale Formation und die Amygdala (vgl. unten) – beides Strukturen, die Schlüsselfunktionen bei Gedächtnisprozessen einnehmen.

2.2 Das limbische System

Für Lernen und Gedächtnis sind – wie oben bereits genannt – insbesondere Strukturen des medialen Schläfenlappens wichtig. Diese Strukturen – vorrangig die Hippocampusformation und der Mandelkern (Amygdala) – fasst man gemeinsam mit weiteren Kernen und Faserverbindungen des Vorderhirns, aber auch des Zwischenhirns, als „limbisches System" zusammen (Abb. 2).

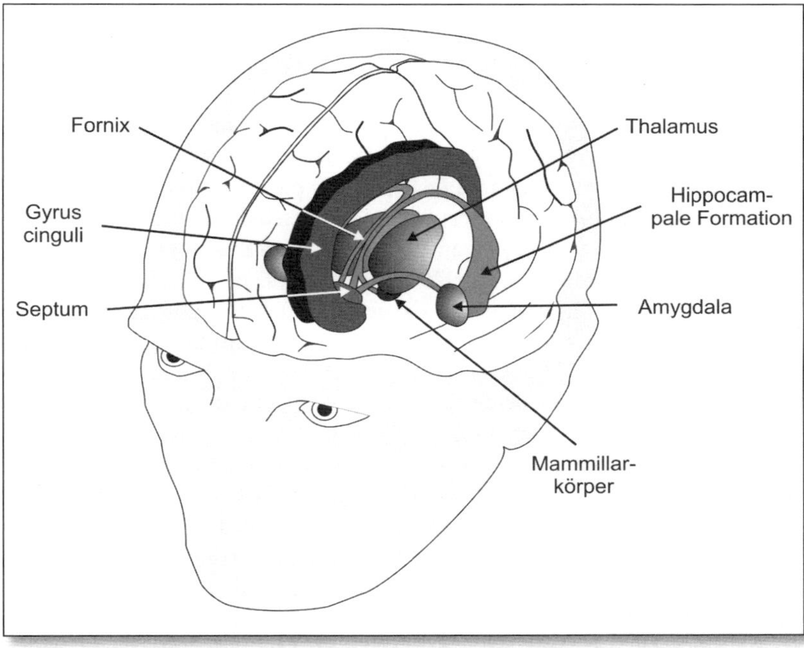

Abb. 2: Die wichtigsten limbischen Strukturen und Faserverbindungen (der Fornix; nicht eingezeichnet ist z. B. der mammillothalamische Trakt). Streng genommen zählt man nicht den gesamten Thalamus zum limbischen System, sondern lediglich die vorderen Kerne und den mediodorsalen Kern des Thalamus.

Die Strukturen des limbischen Systems sind untereinander durch verschiedene Faserverbindungen eng verknüpft. Beispielsweise verbindet der Fornix die Hippocampusformation mit den Mammillarkörpern, die wiederum über den mammillothalamischen Trakt mit den vorderen Thalamuskernen verbunden sind. Darüber hinaus sind limbische Areale mit weiteren Hirnregionen sowohl aus tieferen Abschnitten (z. B. Hirnstamm) als auch mit solchen, die man zum Vorderhirn zählt, verbunden. Eine direkte Verknüpfung besteht beispielsweise zwischen limbischen Strukturen (vorrangig Amygdala) und dem orbitofrontalen Cortex (vgl. Abschnitt 2.3). Aufgrund der sowohl anatomischen als auch funktionellen Nähe des orbitofrontalen Cortex zu limbischen Strukturen, wird dieses Stirnhirnareal auch nicht selten als „erweitertes limbisches System“ bezeichnet (Nauta, 1979).

Limbische Strukturen haben Schlüsselfunktionen für Lernen und Gedächtnis inne (vgl. Abschnitt 6.3). Darüber hinaus bringt man sie mit emotiven und motivationalen Funktionen in Verbindung, wobei besonders die Amygdala für die Verarbeitung emotionaler Reize (Markowitsch, 1998/1999; Phelps, 2006; Phelps & LeDoux, 2005; Sarter & Markowitsch, 1985) und das emotionale Gedächtnis (z. B. Cahill, Babinsky, Markowitsch & McGaugh, 1995; Markowitsch, et al., 1994; Siebert, Markowitsch & Bartel, 2003) bzw. zusammen mit dem orbitofrontalen Cortex für die Regulation von Verhalten auf Grundlage emotionaler Bewertungs- und Entscheidungsprozesse bedeutsam ist (Bechara, Damasio & Damasio, 2003; Brand, Grabenhorst, Starcke, Vandekerckhove & Markowitsch, 2007; Dolan, 2007).

Für motiviertes Verhalten spielt darüber hinaus auch eine im Mittelhirn liegende Ansammlung von Kernen, die so genannte ventrale tegmentale Area, eine wichtige Rolle. Diese Region interagiert mit dem Nucleus accumbens des basalen Vorderhirns. Beide Kerne bzw. Kerngebiete zusammen werden häufig als mesolimbisches Belohnungssystem bezeichnet. Dieses System, das eng mit anderen limbischen Strukturen und dem Stirnhirn verbunden ist, wurde zunächst stark mit den verstärkenden Eigenschaften von psychoaktiven Substanzen in Verbindung gebracht, da man herausfand, dass nahezu alle Drogen auf die Nervenzellen der Area tegmentalis ventralis bzw. des Nucleus accumbens einwirken. Der so aktivierte Nucleus accumbens, der als Botenstoff vor allem Dopamin verwendet, projiziert in limbische Regionen (Gyrus cinguli) und den mittleren Anteil des Stirnhirns (den so genannten medialen Präfrontalcortex). Diese Innervation wirkt verstärkend und belohnend und führt dadurch auch zu einer Aufrechterhaltung süchtigen Verhaltens (Braus, et al., 2001; Grüsser, et al., 2004). Inzwischen weiß man jedoch, dass auch andere Verhaltensweisen, die nichts mit der Einnahme von Drogen zu tun haben, das mesolimbische Belohnungssystem aktivieren können (Potenza, et al., 2003; Potenza & Wilbers, 2001). So kann auch die starke Freude über eine bestandene Prüfung oder das Ausführen einer Tätigkeit, die Spaß bereitet, dieses „Lustsystem“ aktivieren.

2.3 Das Stirnhirn

Das Stirnhirn ist der vorderste und gleichzeitig evolutionsbiologisch jüngste Teil des Hirns. Einige Autoren gehen davon aus, dass das Stirnhirn vor allem die primär „menschlichen" Funktionen inne hat. Dies trifft sicherlich für den Bereich der Sprachproduktion zu, den man mit einer bestimmten Region des Stirnhirns in Verbindung bringt (dem so genannten Broca-Areal, das bei den meisten Menschen auf der linken Hirnhälfte für Sprache zuständig ist). Darüber hinausgehend verbindet man heutzutage aber auch eine Reihe weiterer „menschlicher" Funktionen mit Teilen des Stirnhirns (Abb. 3). Dazu zählen beispielsweise komplexes und strategisches Denken, Problemlösefähigkeiten, Sozialverhalten und Altruismus aber auch Persönlichkeit sowie das Erinnern autobiographischer Erlebnisse (Brand & Markowitsch, 2004c, 2006b).

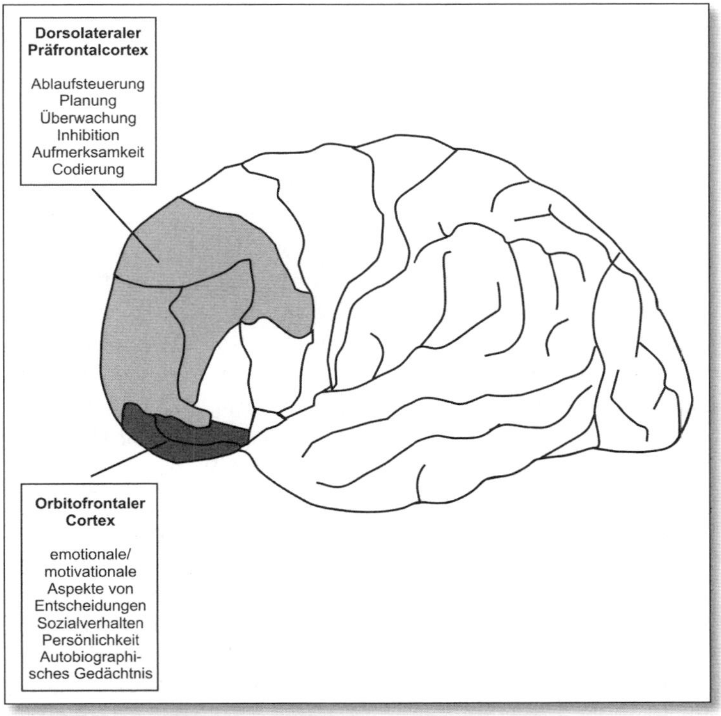

Abb. 3: Die beiden in der Seitenansicht des Gehirns darstellbaren Bereiche des präfrontalen Cortex (vorderer Teil des Stirnhirns) sowie Funktionen, die man vorrangig mit dem dorsolateral präfrontalen Cortex bzw. dem orbitofrontalen Cortex assoziiert.

Zwar kann man die neuralen Grundlagen der genannten Funktionen heutzutage gut mittels moderner bildgebender Verfahren untersuchen; das Wissen um die Bedeutsamkeit z. B. des Stirnhirns für Persönlichkeit und Sozialverhalten stammt jedoch bereits aus frühen Beschreibungen von Patienten, die nach einer Schädigung dieses Hirnbereichs massive Verhaltensauffälligkeiten entwickelten. Der wohl bekannteste Patient mit gravierenden Persönlichkeits- und Verhaltensänderungen infolge einer Hirnschädigung ist Phineas Gage. Im Jahr 1848 erlitt Gage im Alter von 25 Jahren während der Verlegung von Bahnschienen einen Unfall. Aufgrund einer zu früh ausgelösten Explosion durchbohrte eine ca. 4 cm dicke Eisenstange seinen Schädel und sein Gehirn (vgl. Harlow, 1848). Phineas Gage überlebte den Unfall, was an sich schon wie ein Wunder wirkte. Noch verwunderlicher war, als es schien, dass er keine deutlichen Einbußen aufgrund des Unfalls entwickelte. Seine Sprache und seine Motorik waren intakt, ebenso sein Gedächtnis und seine allgemeinen intellektuellen Fähigkeiten (vgl. Harlow, 1869). Einige Zeit später wurde jedoch deutlich, dass er den Unfall keineswegs ganz unbeschadet überstanden hatte. Er wies massive Änderungen seines Sozialverhaltens auf. Vor dem Unfall wurde er von Freunden und Angehörigen als gewissenhaft und freundlich gegenüber seinen Mitmenschen beschrieben. Nach seiner Hirnschädigung schien er große Schwierigkeiten im Umgang mit anderen Menschen zu haben. Er war unstet, schmiedete eine Reihe von Plänen, die er dann wieder verwarf und konnte die Konsequenzen seiner Handlungen nicht voraussehen. Diese Verhaltensauffälligkeiten waren damals selbst für seinen betreuenden Arzt Harlow schwierig interpretierbar, denn dass Persönlichkeit und Moral ein organisches Substrat haben könnten, war Mitte des 19. Jahrhunderts noch nicht selbstverständlich. Erst ca. 150 Jahre nach seinem Unfall ließen sich Hanna Damasio und ihre Kollegen aus Iowa, USA, den Schädelknochen von Phineas Gage zukommen, der inzwischen im Harvard Museum für Medizin aufgehoben wurde. Anhand der Ein- und Austrittsstelle an der Schädelkalotte rekonstruierten sie die Lage der Eisenstange, als diese den Kopf von Gage durchbohrte. Anschließend legten Hanna Damasio und ihre Kollegen mittels moderner Computertechnik ein Gehirn, das der Größe des Gehirns von Gage in etwa entsprach (gemessen anhand der Größe des Schädels), virtuell in den Schädel von Phineas Gage (Damasio, Grabowski, Frank, Galaburda & Damasio, 1994). So konnten sie – fast 150 Jahre nach dem Unfall – rekonstruieren, welche Teile des Gehirns vermutlich geschädigt waren. Sie fanden heraus, dass vorrangig Stirnhirnregionen betroffen gewesen sein mussten (der orbitofrontale Cortex und Teile des ventromedialen präfrontalen Cortex). So konnte man rückblickend die Verhaltensänderungen von Phineas Gage erklären; diese Stirnhirnregionen – das haben auch neue Studien bestätigt – sind ganz maßgeblich an dem Treffen von Entscheidungen, dem zielgerichteten Handeln und der sozialen Kognition beteiligt und gelten darüber hinaus als Substrat unserer Persönlichkeit.

Wenngleich die Beschreibungen des Falls von Phineas Gage einige Lücken aufweisen und man heutzutage ihren wirklichen Erkenntnisgewinn kritisch hinterfragen kann (Goldenberg, 2004), zeigen die Dokumentationen, dass Hirnschädigungen zu massiven Verhaltensauffälligkeiten führen können, die weit über kognitive Leistungsminderungen hinausgehen und gerade deswegen die Alltagsgestaltung und den Umgang mit anderen Menschen erheblich einschränken. Insbesondere die genannte Arbeit von Hanna Damasio und die darin und in weiteren Studien aufgezeigten Parallelen zwischen Phineas Gage und Patienten mit Stirnhirnschäden, die man in heutiger Zeit mit modernen bildgebenden Verfahren und standardisierten neuropsychologischen Tests untersucht, bestätigen den beschriebenen Hirn-Verhaltens-Zusammenhang. So gibt es Fallbeschreibungen von Personen, die im Zuge der Entwicklung eines Tumors eine Kleptomanie („zwanghaftes" Stehlen) oder eine Pädophilie ausbildeten (Burns & Swerdlow, 2003; Kozian, 2001).

Solche Fälle demonstrieren, dass das Gehirn nicht nur die Grundlage kognitiver Leistungen ist, sondern das gesamte Erlebens- und Verhaltensrepertoire steuert. Ausgehend von der Annahme, es handle sich bei psychiatrischen Erkrankungen – insbesondere bei der Schizophrenie – primär um eine Erkrankung der Frontallappen, wurden Mitte des 20. Jahrhunderts psychochirurgische Eingriffe durchgeführt, mit dem Ziel, eine Linderung der Symptome zu erreichen (Markowitsch, 1992). Das als erkrankt angesehene Stirnhirn wurde entweder gänzlich entfernt (Lobektomie des Frontallappens) oder von den posterioren Hirnbereichen isoliert (Lobotomie, d. h., dass die Verbindungen zwischen vorderen und hinteren Großhirnlappen durchtrennt wurden). Mittlerweile ist bekannt, dass solche Operationen allenfalls zu geringfügigen Besserungen der Symptome (vor allem hinsichtlich Halluzinationen) führten, die so behandelten Patienten jedoch häufig apathisch und desorientiert wurden. Außerdem wiesen die so behandelten Patienten nicht selten postoperative Symptome auf, die mit denen von Personen mit frontalen Schäden aufgrund einer Tumorentfernung oder anderer Ursachen vergleichbar waren. Dennoch ist die Vermutung, dass bei schizophrenen Patienten strukturelle und funktionelle Änderungen des Stirnhirns für die psychotischen Symptome verantwortlich sein könnten, nicht falsch. Studien mit strukturellen und funktionellen bildgebenden Verfahren konnten bestätigen, dass vor allem frontale Hirnbereiche bei Patienten mit Schizophrenie betroffen sind. Gleiches gilt auch für andere psychische Störungen, bei denen man häufig zumindest neurochemische Änderungen feststellen kann, die insbesondere Botenstoffsysteme betreffen, deren Fasern weite Teile des Stirnhirns versorgen.

Ebenso gibt es eine Reihe von Arbeiten, die in funktionellen (teilweise auch in strukturellen) Abnormitäten des Frontallappens die Grundlage oder zumindest das neurale Korrelat gewalttätigen Verhaltens sehen (Müller, et al., 2003; Raine, Lencz, Bihrle, LaCasse & Colletti, 2000; Raine, Meloy et al., 1998; Raine, Stoddard, Bihrle & Buchsbaum, 1998; Seifritz & Dürsteler-MacFarland, 2001).

Zusammenfassend kann man festhalten, dass das Stirnhirn das organische Substrat vieler Funktionen ist, die typischerweise als „menschlich“ bezeichnet werden, z. B. Problemlösefähigkeiten, Sozialverhalten, Persönlichkeit, Erinnern der eigenen Vergangenheit und andere „höhere“ Funktionen. Entsprechend ist es auch naheliegend, dass Schädigungen oder neurochemische Störungen der Funktionsweise dieser Hirnregion mit deutlichen Erlebens- und Verhaltensänderungen einhergehen. Dies mag der Grund dafür sein, dass bei Personen mit psychischen Störungen oder anderen Verhaltensauffälligkeiten häufig Änderungen dieser Hirnregionen gefunden werden (Markowitsch & Merkel, 2011; Markowitsch & Staniloiu, 2009).

3 Die informationsverarbeitenden Zellen unseres Gehirns: unsere Neuronen

Unser Gehirn besteht im Grundsatz aus zwei verschiedenen Arten von Zellen: aus Nervenzellen (Neuronen) und den so genannten Gliazellen. Die Gliazellen üben sowohl Stütz- und Ernährungsfunktionen für Nervenzellen aus, spielen aber auch eine nicht zu unterschätzende Hilfsfunktion bei der Kommunikation zwischen Nervenzellen. Gliazellen sorgen für ein ausgeglichenes Verhältnis der Elektrolyte im so genannten Extrazellulärraum von Nervenzellen, d. h. in der Flüssigkeit, die Neurone umgibt. Da Neurone auf eine bestimmte Konzentration verschiedener Ionen (z. B. Natrium, Kalium, Calcium) im Intra- bzw. Extrazellulärraum angewiesen sind, damit ihre Kommunikation funktioniert, tragen die Gliazellen indirekt zu einer erfolgreichen Verschaltung von Information bei. Jedoch sind es die Neuronen selbst, die aktiv Informationen aufnehmen und übertragen. Einen ausführlichen Überblick über Aufbau und Funktionsweise des Neurons gibt das Lehrbuch von Kandel, Schwartz und Jessell (1996).

3.1 Aufbau von Nervenzellen

Neurone unterscheiden sich erheblich hinsichtlich ihrer Größe und äußeren Gestalt. Einige Nervenzellen sind sehr klein und haben nur eine kleine Inputzone, mit der sie Informationen von anderen Nervenzellen aufnehmen können. Solche Nervenzellen nennt man Interneurone, d. h., dass sie in der Regel in größeren Zellverbänden „zwischengeschaltet" sind und häufig die Übertragung zwischen größeren Nervenzellen modifizieren. Andere Nervenzellen haben eine riesige Inputzone und können von tausend anderen Neuronen Information aufnehmen und diese integrieren. Auch gibt es Nervenzellen, die lange Fortsätze haben (z. B. Motoneurone, deren Fortsätze vom Rückenmark bis in den Fuß reichen). D. h., die äußere Gestalt von Nervenzellen kann sehr unterschiedlich ausfallen. Dennoch haben alle Neurone vier charakteristische morphologische Bereiche (vgl. Abb. 4). Zunächst ist der mehr oder weniger ausgeprägte Dendritenbaum zu nennen, der die Signalempfangsstelle (Inputzone) des Neurons darstellt. Auch haben alle Neurone einen Zellkörper, der das Stoffwechselzentrum der Zelle ist und in dem das Erbgut des Neurons enthalten ist. Ein Axon, an dem ein Signal (Aktionspotential) weitergeleitet wird, definiert im Wesentlichen die „Reichweite" eines Neurons. Schließlich verfügen alle Nervenzellen über eine synaptische Endigung, an der ein Signal an eine nachgeschaltete Nervenzelle weitergegeben wird (vgl. Abbildung 4). Die genannten Bereiche sind Bestandteile einer jeden Nervenzelle, wenngleich sich verschiedene Neurone hinsichtlich ihrer Form und Größe differenzieren lassen (Übersicht in Pritzel, et al., 2009).

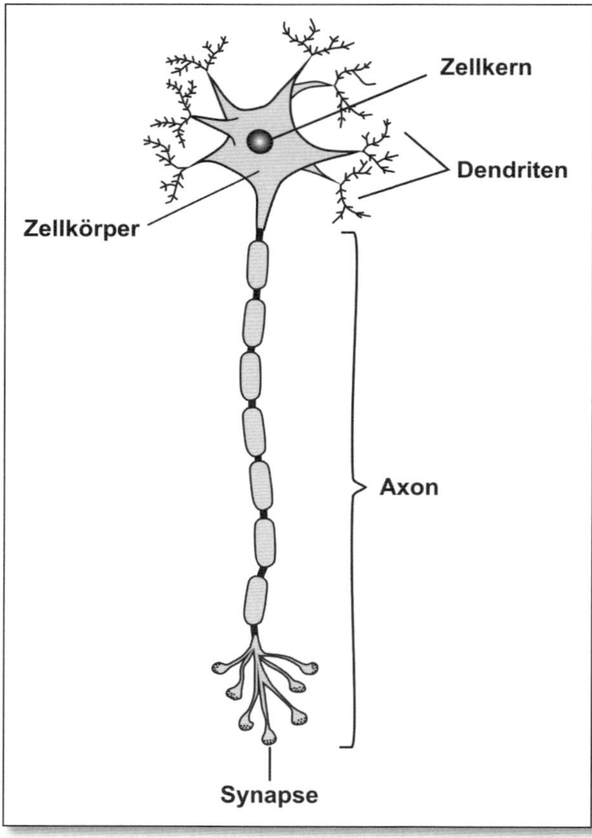

Abb. 4: Abgebildet ist eine prototypische Nervenzelle mit den vier wesentlichen Bereichen: Dem Dendritenbaum (Inputzone), dem Zellkörper (Stoffwechselzentrum), dem Axon (Weiterleitungszone) und der präsynaptischen Endigung (Outputzone).

3.2 Informationsverarbeitung innerhalb und zwischen Nervenzellen

Ein Signal wird von einer Nervenzelle vorrangig im Bereich der Dendriten von spezialisierten Empfangsstellen – den Rezeptoren – aufgenommen und in eine elektrische Antwort überführt. Signale, die an Neuronen ankommen, können erregend oder hemmend sein. Erregende Signale ändern das elektrische Ruhepotential eines Neurons, das bei ungefähr –70 Millivolt (mV) liegt, in Richtung Null, machen es also positiver. Dabei spricht man auch von Depolarisation. Ein hemmendes Signal führt zu einer Hyperpolarisation, macht also das Potential der Nervenzelle negativer. In beiden Fällen spricht man jedoch von so genannten lokalen Potentialen im Bereich der Dendriten (Inputzone). Diese lokalen Signale werden passiv bis zum so genannten Axonhügel weitergeleitet. Passiv meint hierbei, dass keine aktiven, energieverbrauchenden Mechanismen eine Rolle spielen. Da eine Nervenzelle zumeist gleichzeitig sowohl erregende als auch hemmende Signale empfängt, müssen diese sich widersprechenden Signale integriert werden. Es muss also irgendwo zu einem bestimmten Zeitpunkt entschieden werden, was überwiegt: das Signal „sei erregt“ oder das Signal „sei nicht erregt“. Die Integration erregender und hemmender Signale findet am Axonhügel statt. Dabei werden die einzelnen erregenden und hemmenden Signale, die innerhalb eines bestimmten Zeitraums am Dendritenbaum eintreffen und zum Axonhügel geleitet werden, summiert. Bleibt nach der Summation erregender (positiver) und hemmender (negativer) Signale eine Positivierung von ungefähr 15 mV übrig, entsteht ein Aktionspotential, d. h. die Nervenzelle ist erregt. Wird dieser Schwellenwert nicht erreicht, bleibt das Neuron im Ruhezustand.

Das Aktionspotential wird dann entlang des Axons zur präsynaptischen Endigung (Outputzone eines Neurons) geleitet. An der synaptischen Endigung werden verschiedene biochemische Reaktionen durch das eintreffende Aktionspotential ausgelöst, die letztlich dazu führen, dass chemische Botenstoffe (Neurotransmitter) in den synaptischen Spalt, der zwischen Neuronen existiert, freigesetzt werden. Das bedeutet, dass das Signal mittels chemischer Stoffe an eine weitere Nervenzelle gegeben wird, wo es dann zumeist wieder am Dendritenbaum an entsprechende Rezeptoren andockt. Einfach gesagt gelangt also die Erregung einer Nervenzelle A über ihren Fortsatz (Axon) zu anderen Nervenzellen, die mal weiter und mal weniger weit vom Zellkörper der Nervenzelle A entfernt liegen. Ein ausführlicher Überblick über die Mechanismen der synaptischen Übertragung ist beispielsweise zu finden in dem Lehrbuch von Pritzel et al. (2009).

Da im Hirn fast nie die Erregung einer einzigen Nervenzelle, sondern die gleichzeitige Aktivität einer Ansammlung von vielen Nervenzellen unser Verhalten steuert, ist es wichtig, dass diese multiple Erregung auch gebündelt zu entsprechenden Zielregionen geleitetet wird. Dazu reihen sich die Axone verschiedener Nervenzellen eng aneinander und bilden einen Faserstrang bzw. eine Faserverbindung, die die Information von Nervenzellen einer Hirnstruktur zu denen einer anderen Hirnstruktur überträgt (eine für Lernfunktionen wichtige Faserverbindung ist beispielsweise der Fornix, der von der hippocampalen Formation zu den Mammillarkörpern zieht).

Wie gerade geschrieben, sind Nervenzellen im Verbund organisiert. Die Aktivität einer Nervenzelle ist also mehr oder weniger unbedeutend für komplexes Verhalten wie Lernen. Erst eine synchrone oder nicht-synchrone Aktivität vieler Nervenzellen, die in Schaltkreisen miteinander „kommunizieren" ermöglicht komplexe Wahrnehmungs- und Verhaltensvorgänge, wie z. B. Lernen. Da Nervenzellen im Hirn nicht direkt miteinander verbunden sind, sondern zwischen zwei Nervenzellen ein Spalt (der so genannte synaptische Spalt, vgl. oben) existiert, benötigen Nervenzellen die bereits erwähnten Botenstoffe (Transmitter), die die Information über die Erregung von Nervenzelle A an Nervenzelle B übertragen. Die Botenstoffe befinden sich in kleinen Bläschen (den Vesikeln) verpackt im Bereich der präsynaptischen Endigung. Erreicht ein Aktionspotential die synaptische Endigung, werden die Transmitter in den synaptischen Spalt entlassen (hier spricht man von Exozytose) und gelangen zur Hülle (Membran) der nachgeschalteten Nervenzelle. Dort docken sie an eine Empfangszelle (Rezeptor) an und bringen dadurch einen Ionenkanal beispielsweise dazu, sich zu öffnen und bestimmte Ionen (z. B. positiv geladenes Natrium) ins Zellinnere zu lassen. So entsteht ein postsynaptisches Potential, das – wie oben beschrieben – erregend oder hemmend sein kann (abhängig davon, ob z. B. positiv oder negativ geladene Ionen ins Zellinnere gelassen werden). Es gibt viele verschiedene Substanzen, die als Botenstoffe fungieren. Einige lösen durch ihre Interaktion mit spezifischen Rezeptoren nahezu ausschließlich erregende Signale (z. B. Glutamat) oder nur hemmende Potentiale (z. B. γ-Amino-Buttersäure = GABA) aus. Wieder andere können sowohl mit Rezeptoren interagieren, die erregende als auch mit solchen, die hemmende Signale vermitteln (z. B. Dopamin). Wie effizient eine Nervenzelle Signale empfangen kann, hängt von der Anzahl der Rezeptoren ab, die sie an ihrer Oberfläche besitzt. Die Rezeptoren können jedoch nur mit bestimmten Botenstoffen interagieren, für die sie spezialisiert sind. Sie besitzen klar definierte Bereiche, die exakt nur zu bestimmten Botenstoffen passen (nach dem „Schlüssel-Schloss-Prinzip"). Die Anzahl spezifischer Rezeptoren ist nicht statisch; sie kann sich verändern, d. h. es können neue Rezeptoren gebildet oder wenig gebrauchte Rezeptoren abgebaut werden. Dies geschieht in Abhängigkeit der „Nutzung" der synaptischen Verbindung. Dabei spielt Lernen auf zellulärer Ebene eine wichtige Rolle, d. h. Zellen können lernen, in dem sie neue Rezeptoren bilden und alte absterben lassen. So werden Verbindungen zwischen Nervenzellen, die häufig aktiviert sind, gestärkt, indem die spezifischen Rezeptoren vermehrt werden. Dies ist ein wichtiger zellulärer Mechanismus des Lernens.

3.3 Lernen auf zellulärer Ebene

Lernen auf zellulärer Ebene bedeutet, dass die Kommunikation zwischen Nervenzellen einzelner Schaltkreise gestärkt wird. D. h., Verbindungen zwischen Neuronen, die relevant sind für bestimmte kognitive Vorgänge werden gestärkt, so dass eine höhere Wahrscheinlichkeit existiert, dass sie bei gleicher oder ähnlicher Reizkonstellation wieder aktiviert werden. Andere Verbindungen, die für die spezifische Information nicht relevant sind, werden hingegen unterdrückt. Dies zeigten unter anderem eindrucksvoll die Arbeiten des Nobelpreisträgers Eric Kandel (vgl. z. B. Bailey & Kandel, 1995; Kandel, 2001).

Zur Festigung der synaptischen Verbindungen gibt es verschiedene Möglichkeiten. Beispielsweise können sich die Dendriten einer postsynaptischen (d. h. nachgeschalteten, informationsaufnehmenden) Nervenzelle weiter verzweigen, um mehr „Angriffsfläche" für ankommende vorgeschaltete Nervenzellen zu bieten. Dendriten können sich bis zu sieben Mal verzweigen und dann zusätzlich zur weiteren Oberflächenvergrößerung so genannte Dornen ausbilden. Bevor es jedoch zu solch morphologischen Änderungen kommt, werden zunächst, wie oben bereits geschrieben, zusätzliche Rezeptoren an der postsynaptischen Membran gebildet. Dies führt ebenfalls dazu, dass ankommende Botenstoffe mehr Möglichkeiten haben, ihre Signale an die nachgeschaltete Nervenzelle zu übermitteln. Gleichzeitig kann ein gezielter Abbau von Rezeptortypen zu einer Stärkung der synaptischen Verbindung zwischen zwei Nervenzellen führen. Dies geschieht vor allem dann, wenn hemmend wirkende Rezeptoren abgebaut werden und dadurch die erregenden Botenstoffe relativ zu den hemmend wirkenden Transmittern mehr Interaktionsmöglichkeit haben.

Damit Nervenzellen „lernen", gezielt bestimmte Rezeptoren vermehrt zu produzieren, bedarf es Botenstoffen innerhalb der Nervenzelle, die von dem Bereich der Dendriten zum Zellkörper gelangen. Dort wird die Proteinsynthese beeinflusst. D. h., es gibt innerhalb von Nervenzellen Stoffe, die das Zentrum der Zelle (im Nucleus, wo das Erbgut „gelagert" ist und die Synthese von Proteinen gesteuert wird) darüber informieren, was in der Peripherie der Zelle (z. B. am Dendritenbaum) benötigt wird. Diese intrazellulären Botenstoffe müssen folglich direkt an den „Erfolg“ einer synaptischen Verbindung gekoppelt sein, damit eben nur die effizienten und gewünschten Synapsen zwischen Neuronen weiter gestärkt werden. Um dies zu gewährleisten gibt es einen raffinierten intrazellulären Mechanismus, der auf so genannten zweiten Botenstoffen (second messengers) beruht. Viele Rezeptoren sind selbst keine Ionenkanäle. D. h., wenn sie einen Transmitter gebunden haben, können sie sich nicht selbst öffnen oder schließen und so Ionen ins Innere lassen (oder eben nicht mehr ins Innere lassen). Sie müssen ihrerseits intrazelluläre Botenstoffe aktivieren, die vom Rezeptor zu einem Ionenkanal gelangen, der sich in Anwesenheit dieses zweiten Botenstoffes öffnet oder schließt (und dadurch dann die erregenden oder hemmenden Signale bewirkt). Diese second messengers können zudem zum Zellkern gelangen und dann das Zentrum der Nervenzelle über die synaptische Aktivität informieren. Auf Basis dieser Information wird dann vom Zentrum der Zelle die Synthese neuer Rezeptoren eingeleitet, was zu einer Stärkung der synaptischen Verbindung zwischen Neuronen führt.

In der Stärkung synaptischer Verbindungen, die wiederum von der Bildung verschiedener Proteine abhängig ist (Stevens, 1994), wird ein maßgebliches neurales Korrelat für Lernvorgänge gesehen. Jedoch sind diese Vorgänge nicht in allen Hirnregionen gleich stark ausgeprägt. Das bedeutet, dass in einzelnen Hirnregionen die Nervenzellen besonders schnell „lernen“, in anderen eher langsamer. Dies scheint ein Grund dafür zu sein, dass für spezifische Lernvorgänge auch nicht alle Hirnregionen gleichermaßen wichtig sind, sondern eben genau diejenigen, die eine hohe synaptische Plastizität (d. h. Veränderbarkeit) aufweisen. Auf die an Lern- und Gedächtnisvorgängen maßgeblich beteiligten Hirnstrukturen wird in Abschnitt 6.3 eingegangen.

Wie eine Stärkung von Nervenzellverbindungen ablaufen kann und insbesondere, warum es zu sich selbst verstärkenden Prozessen innerhalb von Schaltkreisen kommt, hat bereits Hebb (1949) postuliert. Er ging davon aus, dass der Informationstransfer vom Kurzzeit- ins Langzeitgedächtnis auf einer zirkulierenden Aktivität in Neuronenschaltkreisen beruhe. Diese zirkulierende Aktivität (vgl. Abb. 5) sorge für eine Stärkung genau dieser Schaltkreise, was die Wahrscheinlichkeit einer erneuten Aktivierung dieser Schleife, z. B. beim Erinnern gelernter Information aufgrund gleicher oder ähnlicher Reizkonstellationen in der Umwelt erhöht.

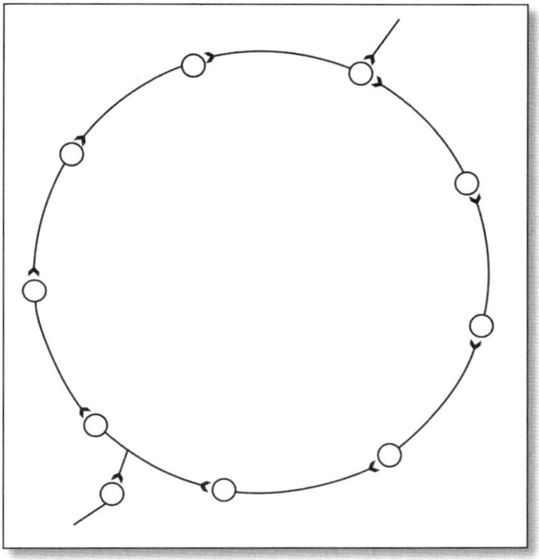

Abb. 5: Eine schematische Darstellung der Hebb'schen Vorstellungen der Übertragung von Informationen vom Kurzzeit- ins Langzeitgedächtnis. Seinen Vorstellungen entsprechend erregen Reize Nervenzellen, die in einem geschlossenen Schaltkreis organisiert sind. Diese Anordnung sorgt dafür, dass die Aktivität zirkuliert, da die Erregung von einer Nervenzelle zur anderen weitergegeben wird (in diesem Fall zirkuliert die Erregung entgegen dem Uhrzeigersinn). Diese zirkulierende Erregung führe zu einer Stärkung synaptischer Verbindungen (dargestellt durch die kleinen Pfeilspitzen), da eine länger anhaltende Erregung synaptischer Verbindungen intrazelluläre Prozesse initiiert, die eine erneute Erregung wahrscheinlicher machen. Solche längerfristigen Veränderungen der synaptischen Verbindungen zwischen Nervenzellen werden als neurobiologische Grundlage von Gedächtnisspuren verstanden.

Aus heutiger Sicht haben sich die Grundannahmen von Hebb durchaus bestätigt. Jedoch können sie inzwischen weiter spezifiziert werden. Beispielsweise geht man heutzutage davon aus, dass die kurzfristige Speicherung von Calcium in der präsynaptischen Endigung von Nervenzellen eine besondere Rolle bei dem Prozess der so genannten Langzeitpotenzierung spielt. Calcium dringt bei einem in der präsynaptischen Endigung ankommenden Aktionspotential in die Nervenzelle ein und wird benötigt, um die Freisetzung der Neurotransmitter aus der präsynaptischen Endigung auszulösen. Ist eine Nervenzelle dauerhaft aktiv, kann sich in der präsynaptischen Endigung Calcium kurzfristig ansammeln. Dies bewirkt, dass die Freisetzung der Transmitter begünstigt wird, sobald ein Aktionspotential erneut zur präsynaptischen Endigung gelangt. Als besonders wichtig für die bei der Langzeitpotenzierung notwendige postsynaptische Erregung, die die beschriebene Kaskade biochemischer Reaktionen herbeiführt und dadurch dazu beiträgt, dass zweite Botenstoffe gebildet werden, die die Synthese von Rezeptoren vermitteln (vgl. oben), wird das glutaminerge System gesehen.

Führt man nun die neurochemische Ebene mit der strukturellen Hirnebene zusammen, wird deutlich, dass insbesondere solche Strukturen, die Teil des glutaminergen Systems sind (d. h., Strukturen, an denen es eine hohe Dichte von Glutamatrezeptoren gibt), besonders stark an Lernvorgängen beteiligt sind. Eine Hirnstruktur, die eine besonders hohe Dichte der glutaminergen Rezeptoren aufweist (insbesondere solche, die auf den so genannten Stoff NMDA reagieren), ist z. B. die hippocampale Formation. Auf die Bedeutung der hippocampalen Formation für Lernen und Gedächtnis wird ausführlich in Abschnitt 6.3 eingegangen.

Zudem hat man die Hebb'schen Vorstellungen in dem Sinne erweitert, als dass man heute davon ausgeht, dass neben der Langzeitpotenzierung auch die so genannte Langzeitdepression für Lernvorgänge wichtig ist (Ito & Kano, 1982). Unter Langzeitdepression versteht man eine spezifische und gezielte Unterdrückung von Nervenzellaktivität, die über so genannte hemmende Interneurone vermittelt wird. Das bedeutet vereinfacht ausgedrückt, dass die gesteigerte Aktivität innerhalb eines neuralen Schaltkreises über hemmende Interneurone zu einer verminderten Aktivität in einem anderen, benachbarten Schaltkreis führt. Dies meint, dass eine bestimmte Information eben „fester“ abgelegt wird, wenn die entsprechenden Reizkonstellationen nur zur gesteigerten Aktivität innerhalb einzelner Nervenzellschleifen führt, nicht jedoch zu einer globalen Aktivitätssteigerung. Diese Spezifität wird gewährleistet durch die Stärkung des relevanten Schaltkreises bei gleichzeitiger „Schwächung“ des benachbarten, konkurrierenden Schaltkreises. Zusammenfassend scheint die Langzeitpotenzierung eine wesentliche und notwendige Bedingung für zelluläres Lernen zu sein, nicht jedoch eine hinreichende, da andere Mechanismen, wie beispielsweise die Langzeitdepression, hinzukommen müssen, um stabile und informationsspezifische zelluläre Schaltkreise zu bilden bzw. zu verstärken.

Veränderungen der Verbindungen zwischen Nervenzellen lassen sich auch strukturell zeigen. Lernabhängig können Neuronen an ihren Dendriten (Verästelungen, die die Signalempfangsregion von Neuronen darstellen) Dornen ausbilden, die den Zweck haben, die Information empfangende Oberfläche zu vergrößern. Darüber hinaus können – das haben Arbeiten in den letzten Jahren demonstriert – auch neue Nervenzellen gebildet werden (Neurogenese), was man noch vor wenigen Jahren für undenkbar hielt. Allerdings deuten neue Forschungsergebnisse darauf hin, dass der Schwerpunkt der Neubildung von Neuronen beim Menschen in der Zeit vor der Pubertät liegt (Au & Fishell, 2006; He & Crews, 2007). Weitere plastische Änderungen des Gehirns, die ebenfalls Grundlagen für Lernvorgänge sind, bzw. die Lernprozesse repräsentieren, werden im folgenden Abschnitt beschrieben.

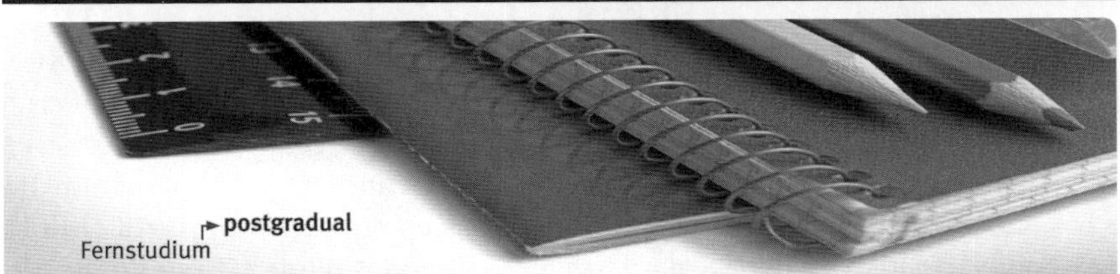

4 Gehirnplastizität

Das menschliche Gehirn ist sehr veränderbar durch äußere und innere Reize. Nicht nur während der Entwicklung in Kindheit und Jugend weist unser Gehirn eine enorme Plastizität auf. Auch während des Erwachsenenalters und sogar bis ins hohe Lebensalter unterliegt das Gehirn Veränderungen auf verschiedenen Ebenen. Etwas vereinfacht ausgedrückt, nimmt zunächst von der Geburt an (streng genommen schon pränatal) die Anzahl an Nervenzellen zu. Schon während der Pubertät jedoch sterben Nervenzellen wieder ab. Das liegt daran, dass es während dieser Zeit eine enorme Ausdifferenzierung auf funktionaler Ebene gibt und das Absterben von weniger gebrauchten Nervenzellen eine Festigung und Stärkung der Funktionsweise der erhaltenen Neurone bedeutet. Einfach vorgestellt werden während der Pubertät „brauchbare" von „überflüssigen" Nervenzellen herausgefiltert. Auch werden während dieser Zeit die Fasern (Axone) von Neuronen mit einer Myelinschicht ummantelt, die dafür sorgt, dass die Informationsweiterleitung schneller und effizienter verläuft. Der Aufbau dieser Isolierschicht (die Myelinisierung) dauert ca. bis zum 25. –30. Lebensjahr, wobei Neuronen des Stirnhirns erst recht spät myelinisiert werden. Bereits ab diesem Zeitintervall beginnen jedoch auch Abbauprozesse (Verlust von Neuronen), die mit steigendem Lebensalter zunehmen. Ab ca. 40 Jahren ist mit einer Volumenabnahme von ca. zwei Prozent pro Dekade zu rechnen (Markowitsch, Brand & Reinkemeier, 2005).

Zusätzlich zu den allgemeinen Änderungen des Gehirns über die Lebensspanne weist das Hirn jedoch in jeder Lebensphase weitere plastische Prozesse auf, die insbesondere für das Verständnis der Neurobiologie von Lernen und Gedächtnis eine wichtige Rolle spielen. Jeder Lernprozess führt streng genommen zu Hirnveränderungen. Da im Grundsatz jede Interaktion zwischen einem Individuum und seiner Umwelt ein Lernprozess ist, wird zumindest auf Mikroebene das Hirn fortwährend verändert. Bis ins hohe Alter verfügt unser Gehirn über neurale Mechanismen des Lernens, was auch die Meinungsbildung durch eine anregende Diskussion, das Sehen eines zuvor unbekannten Tieres oder Gebäudes und viele kleinere oder weniger wichtig erscheinende Alltagsaktivitäten einschließt. Naheliegender Weise wird unser Gehirn dabei nicht komplett umgestaltet. Das bedeutet, dass der Grundaufbau – wie oben beschrieben – erhalten bleibt und nicht ganz neue Strukturen hinzukommen oder andere Strukturen gänzlich abgebaut werden.

Dennoch können einzelne Strukturen durch Lernprozesse an Volumen hinzugewinnen. Erfahrungsabhängige Hirnentwicklungen bei gesunden

Personen wurden beispielsweise eindrucksvoll von Eleanor Maguire und Kollegen (2000) beschrieben. Sie waren beeindruckt von der außerordentlichen Gedächtnisleistung und räumlichen Orientierung von in London arbeitenden Taxifahrern und stellten sich die Frage, ob die Expertise hinsichtlich des räumlichen Gedächtnisses mit besonderen Ausgestaltungen auf Hirnebene einhergeht. Deswegen untersuchten sie eine Gruppe von Taxifahrern mittels Verfahren, mit denen man am lebenden Individuum das Volumen einzelner Regionen bestimmen kann (so genannte bildgebende Verfahren, z. B. die Magnetresonanztomographie). Maguire und Kollegen fanden heraus, dass der hintere Teil der Hippocampusformation signifikant größer war als der von Nicht-Taxifahrern. Die Größe der Hippocampi hing auch zusammen mit der Dauer der Tätigkeit. Je länger die Taxifahrer bereits als solche arbeiteten, umso größer waren ihre Hippocampi. Die Ergebnisse dieser Arbeit belegen die Annahme, dass unser Hirn durch Umwelteinflüsse formbar ist. Es ist also in der Lage, auf Veränderungen in der Umwelt bzw. auf geänderte Anforderungen an ein Individuum plastisch zu reagieren. Dies trifft nicht nur für die Hippocampusformation zu. Auch für andere Bereiche des Hirns – vor allem für Areale der Großhirnrinde – konnten Volumenänderungen durch Training demonstriert werden. Solche Effekte sind auch bereits nach wenigen Trainingseinheiten nachweisbar, wie etwa die Studie von Draganski und Kollegen (2004) in Bereichen des Schläfen- und Scheitellappens durch das Erlernen des Jonglierens gezeigt hat.

Training verbessert demnach nicht nur die Funktion, es verändert auch das Hirn. Um den Zusammenhang noch deutlicher zu machen, kann man auch sagen, dass eine Funktions- oder Verhaltensänderung erst dann deutlich zu Tage tritt, wenn sich das Hirn entsprechend angepasst hat. In der Konsequenz heißt das, dass jeder psychische Vorgang, bei Gesunden wie bei Patienten mit psychischen Störungen, die Morphologie und die Funktionsweise des Gehirns verändert.

Die beschriebenen Plastizitätsmechanismen des Hirns bedeuten auch, dass man durch gezielte Interventionen gestörte Verarbeitungsprozesse therapieren kann, was sich dann auch wieder auf der Hirnebene niederschlägt. Ein eindrucksvolles Beispiel für zunächst gestörte Gedächtnisleistungen, für die man auf Hirnebene ein Substrat demonstrieren konnte, die sich jedoch wieder erholten, ist der Patient AMN (Markowitsch, Kessler, Van der Ven, Weber-Luxenburger & Heiss, 1998). Der 23-jährige Patient hatte nach Ausbruch eines Feuers in seinem Haus die letzten sechs Jahre seiner Autobiographie vergessen. Zudem entwickelte er eine anterograde Amnesie, d. h. er konnte sich nur noch schwer neue Inhalte einprägen und längerfristig abspeichern. Sein Gehirn zeigte keinerlei strukturelle Auffälligkeiten (untersucht mittels Magnetresonanztomographie). Jedoch erbrachte eine FDG-Positronenemissionstomographie (FDG-PET) einen geminderten Zuckerstoffwechsel im Vergleich zu gesunden Personen. Die Reduktion war besonders auffällig im Bereich des medialen Temporallappens und in Stirnhirnregionen. Dies sind beides Hirngebiete, die für Gedächtnisleistungen sehr wichtig sind (vgl. Abschnitt 6.3). Seine Reduktionen im Zuckerstoffwechsel in diesen Regionen waren sogar vergleichbar mit Änderungen, wie sie auch bei Patienten mit organisch bedingter Gedächtnisstörung, beispielsweise in Folge einer Hypoxie (Sauerstoffunterversorgung) zu finden sind. Spätere Befragungen im Rahmen psychotherapeutischer Bemühungen ergaben, dass der Patient AMN im Alter von vier Jahren hilflos mit ansehen musste, wie ein Mann in einem brennenden Auto starb. Das Erleben des Feuers in seinem Haus im Alter von 23 Jahren war – obwohl die Situation objektiv nicht bedrohlich war, da sich das Feuer im Keller des Hauses befand und er sofort auf die Straße laufen konnte – vermutlich für AMN eine Re-Traumatisierung, die zu einer mnestischen Blockade führte (auf mnestische Blockaden bzw. stressbedingte Gedächtnisminderungen gehen wir in Abschnitt 6.4 näher ein). Nach einem Jahr intensiver psychotherapeutischer Intervention und medikamentöser Behandlung kehrte sein Gedächtnis langsam zurück. Die erneute FDG-PET-Untersuchung ergab normalisierte Stoffwechselraten; sein Gehirn hatte sich regeneriert (Markowitsch, Kessler, et al., 2000). Dieser Befund unterstreicht, wie dynamisch das Hirn auf Umweltreize reagiert und macht die enorme Plastizität deutlich.

Den Effekt einer psychotherapeutischen Intervention auf die Funktionsweise des Gehirns konnten auch Paquette und Kollegen (2003) zeigen. Sie untersuchten Patienten mit Spinnenphobie vor und nach einer kognitiv-behaviouralen Therapie (d. h. graduelle Exposition und edukative Korrektur falscher Überzeugungen bezüglich Spinnen). Dabei ermittelten die Autoren mittels funktioneller Magnetresonanztomographie die Hirnaktivität der Patienten während der Konfrontation mit dem phobischen Reiz, d. h. mit Spinnenbildern. Auf der Verhaltensebene wurde die Therapie von allen in die Auswertung einbezogenen Patienten als erfolgreich eingeschätzt. Vergleicht man die Aktivierungen, die sich beim Betrachten von Spinnenbildern vor der Therapie ergaben mit denen, die die Patienten nach der Therapie aufwiesen, so sind diese vorrangig im Bereich des rechten seitlichen Stirnhirns und in der rechten parahippocampalen Region des Schläfenlappens zu finden. Hingegen sind beim umgekehrten Vergleich (nach der Therapie im Vergleich zu vor der Therapie) visuelle Areale (Hinterhauptslappen beidseits), ein Teil des oberen Scheitellappens und der rechte inferiore frontale Gyrus (Teil des limbischen Systems) stärker aktiv. Nach der Therapie wiesen die Patienten also

Aktivitäten auf, die annähernd vergleichbar sind mit denen von gesunden Probanden. Die Ergebnisse, insbesondere die der stärkeren Stirnhirnaktivität rechts vor der Therapie, stehen im Einklang mit Arbeiten, die diese Region mit Selbstregulation und der Regulation (negativer) Emotionen in Zusammenhang gebracht haben. Diese Art der Emotionsregulation scheint nach einer erfolgreichen Therapie beim Betrachten der zuvor phobischen Reize nicht mehr notwendig zu sein. Zu im Grundsatz ähnlichen Befunden kommt auch die Arbeit von Straube und Kollegen (2006). Sie fanden bei einer Gruppe von Patienten mit spezifischer Phobie (Spinnenphobie) im Vergleich zu einer gesunden Kontrollgruppe beim Betrachten von Spinnenbildern Aktivierungen des anterioren Gyrus cinguli und der Insula (beide Regionen werden mit Emotionsverarbeitung, insbesondere der Verarbeitung negativer Emotionen wie Ekel in Verbindung gebracht). Eine Subgruppe von Patienten erhielt nach der ersten fMRT-Untersuchung eine kognitiv-behaviourale Therapie (zwei Sitzungen, jeweils vier bis fünf Stunden), die andere Subgruppe erhielt keine Therapie (Wartegruppe). Bei der zweiten fMRT-Untersuchung waren bei den Patienten der Wartegruppe wiederum Aktivitäten im anterioren Gyrus cinguli und der Insula demonstrierbar. Bei der Gruppe von Patienten, die eine Therapie erhielten, waren diese spezifischen Aktivierungen nicht mehr zu finden.

Zusammenfassend belegen diese Beispiele von Studien, die vor und nach einer Psychotherapie die Hirnaktivität von phobischen Patienten untersucht haben, dass erstens das Gehirn in spezifischer Art und Weise auf Umweltreize reagiert und dass zweitens diese Reaktionen beeinflussbar bzw. veränderbar sind.

5 Geschlechtsunterschiede auf Hirn- und Verhaltensebene

Weibliche und männliche Gehirne sind zwar im Grundsatz gleich aufgebaut. Damit ist gemeint, dass die oben grob beschriebene Morphologie des Gehirns und auch die genannten Mechanismen der Plastizität für beide Geschlechter gelten. Dennoch gibt es im Detail Unterschiede zwischen männlichen und weiblichen Hirnen, die durchaus mit merklichen Verhaltensdifferenzen kovariieren. Diese Ungleichheiten betreffen sowohl verschiedene Strukturen des Hirns (sexuell dimorphe Strukturen), als auch die Neurochemie und entsprechend in der Folge auch die Funktionsweise des Hirns, was sich wiederum auf die Hirnmorphologie auswirkt.

Bereits auf globaler Ebene kann man Hirnunterschiede zwischen den Geschlechtern finden. So ist das weibliche Hirn im Durchschnitt um ca. 10–12% kleiner und leichter als das männliche; dies auch, wenn man das Hirnvolumen in Relation zum Körpervolumen setzt (vgl. Pritzel, 1996; Pritzel & Markowitsch, 1997). Gleichwohl gibt es – wie eingangs bereits genannt – eine hohe Variabilität des Hirnvolumens über verschiedene Individuen hinweg. Allerdings ist ein großes Gehirn nicht ohne weiteres gleichzusetzen mit einem leistungsstarken Gehirn. Vielmehr sind die Verbindungen zwischen Nervenzellen und damit die Funktionstüchtigkeit von Nervenzellnetzwerken ausschlaggebend für ein hohes Funktionsniveau. Teilweise äußern sich Leistungsunterschiede zwischen Individuen in einer bestimmten Funktion auch darin, dass das dafür notwendige Areal bei denjenigen mit besseren Leistungen kleiner ausgeprägt ist, dafür aber mehr Verbindungen mit anderen Hirnregionen aufweist als das von Individuen mit vergleichsweise schlechteren Leistungen. Ein Beispiel hierfür ist das Planum temporale, das mit Sprachverständnis in Verbindung gebracht wird und bei Frauen i.d.R. etwas kleiner ist als bei Männern, obwohl Frauen durchschnittlich bessere sprachliche Leistungen zeigen (vgl. auch Shaywitz, et al., 1995).

Die am besten beschriebenen sexuell dimorphen Strukturen sind Kerne des Zwischenhirns, insbesondere im Bereich des Hypothalamus (Pritzel & Markowitsch, 1997; Swaab, Chung, Kruijver, Hofman & Ishunina, 2001). Abbildung 6 veranschaulicht die sexuell dimorphen Hypothalamuskerne. Diese Kerne der so genannten präoptischen Region des Hypothalamus sind an der Steuerung von regulativen Funktionen wie Hunger und Durst, Schlaf und Biorhythmik und sexuellem Verhalten beteiligt (vgl.Pritzel, et al., 2009). Auch bringt man sie in Verbindung mit der Steuerung emotionaler Erlebensweisen (in Verbindung mit der Amygdala und den Hirnstammkernen, die das vegetative Nervensystem kontrollieren).

Gründe für eine sexuelle Differenzierung im Bereich des Hypothalamus sind wahrscheinlich unterschiedliche Konzentrationen an Steroidhormonen während der Embryonalentwicklung, die auch im erwachsenen Gehirn anhalten (Jacobson & Gorski, 1981); vgl. auch den Einfluss von Steroidhormonen auf den sexuell dimorphen Kern der Stria terminalis (Chung, De Vries & Swaab, 2002). Da die Kerne des Hypothalamus eine besonders hohe Dichte an Steroidrezeptoren aufweisen, sind sie besonders empfänglich für Konzentrationsänderungen dieser Hormone. Das hat auch zur Folge, dass sich die Neurone der Hypothalamuskerne über die Lebensspanne verändern. Durch eine Abnahme an Steroidhormonen bei Männern mit zunehmendem Alter, kommt es langsam zu einer Größenanpassung dieser Kerne, so dass die im jungen Erwachsenenalter gefundenen Unterschiede zwischen Männern und Frauen im späten Erwachsenenalter geringer ausfallen.

Ebenfalls abhängig von Steroidhormonen scheinen auch die Amygdala (vgl. Abb. 2) sowie der orbitofrontale Cortex (vgl. Abb. 3) sexuell dimorph zu sein (Swaab, Goren & Hofman, 1995). Die Unterschiede zwischen Männern und Frauen in diesen Hirnarealen werden häufig als Substrat für diverse Verhaltensdifferenzen interpretiert, insbesondere was das emotionale Erleben und Verhalten, die soziale Kompetenz und die Tendenz altruistisch zu handeln betrifft.

Auf Ebene der Großhirnrinde lassen sich jedoch weitere Unterschiede zwischen den Geschlechtern finden. Diese betreffen beispielsweise die Regionen, die man mit sprachlichen Fähigkeiten assoziiert (Kulynych, Vladar, Jones & Weinberger, 1994). Dazu zählt vor allem das bereits erwähnte Planum temporale (eine Assoziationsregion des Hörsystems am hinteren Ende des Schläfenlappens). Diese Region ist bei (rechtshändigen) Männern durchschnittlich linksseitig etwas größer als rechtsseitig. Eine solche strukturelle Asymmetrie lässt sich bei Frauen üblicherweise nicht finden. Interpretiert werden diese Befunde dahingehend, dass bei Männern die Sprache stärker lateralisiert, d. h. mehr oder weniger ausschließlich von der linken Hemisphäre verarbeitet wird, während Frauen eher beide Hirnhälften bei der Sprachwahrnehmung „benutzen“ und – so die Deutung – dadurch Sprache ganzheitlicher wahrnehmen und dazu in der Lage sind, emotionale sprachliche Aspekte zu berücksichtigen. Dies kann sich durchaus auch im Alltag bemerkbar machen. Während Männer stärker auf die Analyse des Inhalts gesprochener Sprache zu achten scheinen (linkshemisphärische Verarbeitung), sind Frauen darin überlegen, „zwischen den Zeilen zu lesen“, d. h. auch

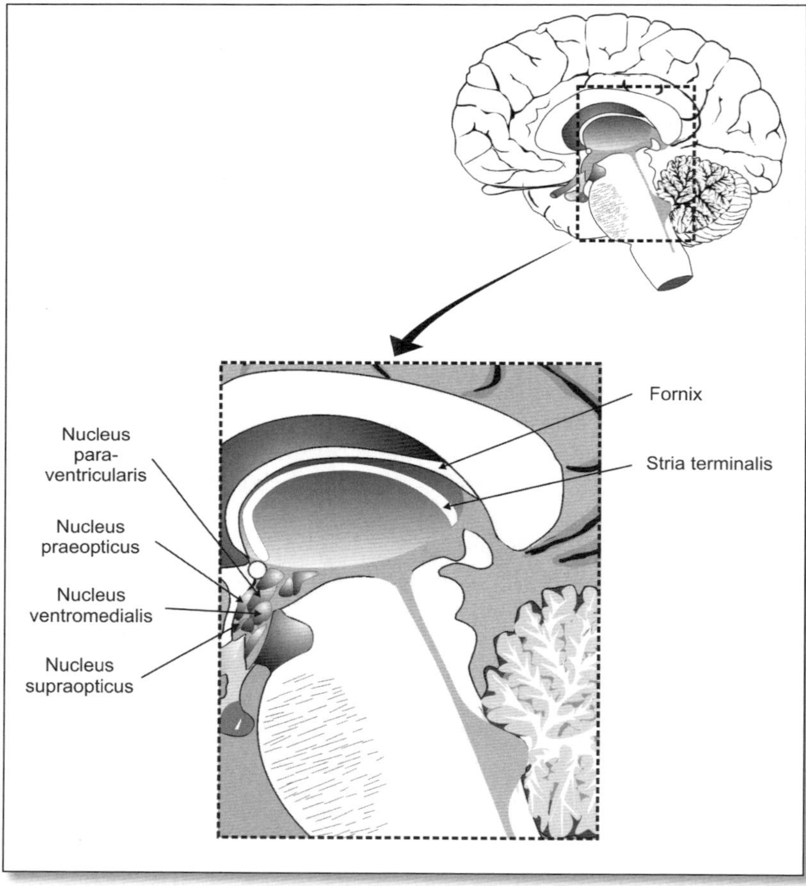

Abb. 6: Kerne des Hypothalamus, die sexuell dimorph sind. Der Ausschnitt zeigt eine Ansammlung von Kernen im Zwischenhirn unterhalb des Thalamus, die zusammen mit weiteren Kernen in dieser Region den Hypothalamus bilden. Von diesen Kernen weisen die hier eingezeichneten die deutlichsten Unterschiede hinsichtlich ihres Volumens zwischen Männern und Frauen auf. Sie sind im Durchschnitt bei Männern um das sechsfache größer als bei Frauen.

feine Nuancen in der Prosodie zu beachten, da sie Sprache stärker mit beiden Hirnhälften „verstehen".

Die Annahme, dass das weibliche Hirn insgesamt weniger asymmetrisch organisiert sei und arbeite, deckt sich auch mit Befunden zu Größenunterschieden im Bereich der Faserverbindungen. Die größte Verbindung zwischen den beiden Großhirnhälften, der Balken (Corpus callosum), scheint bei Frauen insgesamt etwas größer zu sein, insbesondere im hinteren Teil. Auch weitere Verbindungen zwischen den Hemisphären weisen geschlechtsabhängig Varianzen auf. Dies gilt z. B. für die vordere Kommissur sowie auch für die so genannte Massa intermedia, die die beiden Thalamushälften miteinander verbindet (Allen & Gorski, 1991). Die Massa intermedia kommt nicht in allen Gehirnen vor. Bei Frauen ist sie jedoch häufiger zu finden als bei Männern und wenn sie vorhanden ist, ist sie bei Frauen dicker als in männlichen Gehirnen. Zusammenfassend weisen die Ergebnisse darauf hin, dass die Integration von Informationen aus den beiden Hirnhälften bei Frauen schneller und einfacher funktioniert als bei Männern; Männer hingegen analytischer denken und spezifischer einzelne Hirnregionen bzw. eine Hirnhälfte nutzen.

Aus Platzgründen kann hier nicht auf weitere Befunde aus der Forschung zu Hirnunterschieden zwischen Männern und Frauen eingegangen werden. Die genannten Beispiele sollten lediglich veranschaulichen, dass es sehr wohl sexuell dimorphe Regionen gibt, die neurale Korrelate von Verhaltensunterschieden sein können. Ergänzend muss betont werden, dass die Geschlechterunterschiede auch moderiert werden durch weitere individuelle Faktoren, beispielsweise Händigkeit und sexuelle Orientierung (Überblick in Pritzel, et al., 2009).

6 Gedächtnis: psychische und neurale Korrelate

Unser Alltag wäre ohne die Fähigkeit, neue Informationen aufzunehmen und längerfristig abzuspeichern, quasi nicht zu bewältigen. Wir müssen uns an bereits geschehene Ereignisse unserer Biographie erinnern, Gesichter wieder erkennen und möglichst damit auch den korrekten Namen erinnern, gelernte Fakten abrufen, sowie motorische Fertigkeiten (z. B. Autofahren) erwerben und anwenden, um im Alltag bestehen zu können. Auch bestimmen unsere Lern- und Gedächtnisfähigkeiten unser Gefühl einer konsistenten Identität trotz einer sich fortwährend ändernden Umwelt.

Gedächtnisstörungen (Amnesien) haben massive Auswirkungen für Individuen. Nicht nur, dass bei amnestischen Personen die Bildung neuer Gedächtnisinhalte für Fakten oder Prozeduren beeinträchtigt sein kann; auch das Erinnern der eigenen Biografie kann deutlich reduziert sein. Ohne Gedächtnis ist es auch nicht möglich, sich sozial adäquat zu verhalten, den Umgang mit modernen Techniken zu erlernen, oder die Geschichten anderer als wahr oder unwahr einzuschätzen. Die Liste von beispielhaft genannten Einschränkungen für jede Person ohne die Fähigkeit, neue Gedächtnisrepräsentationen aufzubauen und bereits gespeicherte Inhalte zu erinnern, ließe sich nahezu uneingeschränkt ausweiten.

Die besondere Bedeutung von Gedächtnisprozessen für uns Menschen hat bereits Ewald Hering (1870) eindrucksvoll zum Ausdruck gebracht: „*Gedächtnis verbindet die zahllosen Einzelphänomene zu einem Ganzen, und wie unser Leib in unzählige Atome zerstieben müsste, wenn nicht die Attraktion der Materie ihn zusammenhielte, so zerfiele ohne die bindende Macht des Gedächtnisses unser Bewusstsein in so viele Splitter, als es Augenblicke zählt.*“

Wie eng der Zusammenhang zwischen dem, was wir als Persönlichkeit wahrnehmen, und Gedächtnisprozessen ist, macht der deutschsprachige Titel von Daniel Schacters Buch „The seven sins of memory: How the brain forgets and remembers“ (Schacter, 2001a) sehr treffend deutlich: „Wir sind Erinnerung“ (Schacter, 2001b).

6.1 Einteilungen des Gedächtnisses

In der neurowissenschaftlichen Forschung wird Gedächtnis seit langem nicht mehr als singulärer Prozess verstanden, sondern in verschiedene Teilprozesse unterteilt. Die Abfolge der Informationsverarbeitung kann man sich wie folgt vorstellen: Zunächst muss Information aufgenommen werden (Aufnahme). Hierfür sind die Sinnesorgane zuständig, die einen sensorischen Eindruck für wenige Millisekunden abbilden können. Wird diesen Sinneseindrücken bzw. den Reizen aus der Umwelt oder dem eigenen Körper Aufmerksamkeit geschenkt, können sie eingespeichert werden (Enkodierung). Die eingespeicherten Inhalte müssen daraufhin konsolidiert, d. h. gefestigt werden. Dies geschieht insbesondere durch eine weitere und elaborierte Verarbeitung (Prozess der Konsolidierung). Die längerfristige Speicherung wird häufig auch Ablagerung der Information genannt. Gespeicherte Inhalte können grundsätzlich abgerufen, d. h. erinnert werden (Abruf) (vgl. Abb. 7). Jeder Abruf von Inhalten aus dem Gedächtnis führt wiederum zur „neuen" Einspeicherung (Re-Enkodierung), die zu einer festeren und stabileren Ablagerung führt. Dabei muss jedoch betont werden, dass ein Abruf falscher Details durchaus auch zu einer veränderten Re-Enkodierung führt, d. h., dass die Inhalte des Langzeitgedächtnisses dynamisch sind. Eine ausführliche Darstellung der verschiedenen Gedächtnisprozesse und weiterer, z. B. zeitlicher Einteilungsmöglichkeiten findet sich beispielsweise in dem Überblickswerk von Markowitsch (2005).

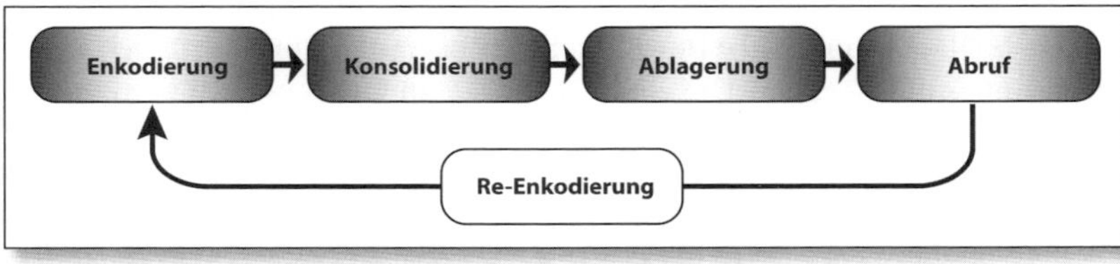

Abb. 7: Die Prozesse der Informationsverarbeitung bei der Bildung neuer Gedächtnisinhalte. Nachdem eine Information aufgenommen, eingespeichert und gefestigt (konsolidiert) wurde, wird sie längerfristig abgespeichert und kann im Grundsatz abgerufen werden. Jeder Abruf von Inhalten führt gleichzeitig zu einer neuen Einspeicherung (Re-Enkodierung), wobei die Inhalte auch verfälscht werden können (z. B. durch ein fehlerhaftes Erinnern, was dann zu einer entsprechend geänderten Wiedereinspeicherung führt).

Eine auch im Alltagssprachgebrauch sehr geläufige Unterscheidung von Gedächtnis ist die in Kurzzeit- vs. Langzeitgedächtnis. Eine solche zeitliche Einteilung des Gedächtnisses findet sich auch in vielen klassischen psychologischen Gedächtnistheorien (Atkinson & Shiffrin, 1968). Allerdings unterscheidet sich die Auffassung der Kapazität und Dauer, z. B. der Kurzzeitgedächtnisleistungen, erheblich zwischen dem alltagssprachlichen Verständnisses des Kurzzeitgedächtnis und der psychologischen Definition.

Fragt man beispielsweise Schülerinnen und Schüler, ob sie – und wenn ja, wie ausführlich – für eine Klassenarbeit gelernt haben, hört man nicht selten Sätze wie diesen: „Kapitel 1, 2 und 3 habe ich schon recht gründlich gelernt. Aber zu Kapitel 4 und 5 bin ich nicht mehr gekommen. Die habe ich mir einfach gestern Abend schnell ins Kurzzeitgedächtnis gepackt und hoffe, dass das zumindest für die Klassenarbeit heute reicht …". Aus diesem Beispiel wird deutlich, dass viele Personen meinen, dass das Kurzzeitgedächtnis ein paar Tage anhält, zumindest mehrere Stunden. In der psychologischen Gedächtnisforschung definiert man Kurzzeitgedächtnis jedoch deutlich restriktiver – auf ca. 40 Sekunden (bis maximal wenige Minuten, je nach Autor).

Wird Information über dieses kurze Zeitintervall hinausgehend mit Aufmerksamkeit bedacht und tiefer verarbeitet (konsolidiert), gelangt sie ins Langzeitgedächtnis. Abbildung 8 veranschaulicht die genannte Unterteilung. Mit anderen Worten: Merkt man sich eine Telefonnummer, die man hört, für wenige Sekunden, um sie anschließend aufzuschreiben, ist dies auch nach psychologischer Auffassung eine Leistung des Kurzzeitgedächtnisses. Lernt man für eine Klassenarbeit 50 Vokabeln auswendig – selbst wenn dies erst einen Tag vor der Arbeit geschieht – und kann diese am nächsten Tag richtig niederschreiben, ist dies bereits eine Leistung des Langzeitgedächtnisses. Das Kurzzeitgedächtnis ist nicht nur zeitlich klar begrenzt. Auch bezüglich seiner Aufnahme- und Behaltenskapazität ist es beschränkt. Zeitgleich können nur ca. sieben (+/ – 2) Einheiten gehalten werden. Dies vermuteten zumindest frühere Arbeiten. Aktuell gehen einige Autoren sogar davon aus, dass lediglich vier Einheiten zeitgleich vom Kurzzeitgedächtnis verarbeitet werden können (Cowan, 2001). Das bedeutet, dass unabhängig vom Zeitaspekt das Lernen von 50 Vokabeln für eine Klassenarbeit auch was die Kapazität angeht nicht vom Kurzzeitgedächtnis geleistet werden kann.

Der Übergang von Informationen aus dem Kurzzeit- in das Langzeitgedächtnis ist nicht passiv. Das meint, dass wir zu lernende Informationen mit Aufmerksamkeit versehen und z. B. elaborieren (d. h. „ausschmücken") müssen. Eine Form der elaborierten Verarbeitung, damit Informationen vom Kurzzeit- ins Langzeitgedächtnis gelangen können, ist z. B. die Bildung von Assoziationen mit bereits abgespeicherten Gedächtniseinheiten. Eine solche elaborierte Verarbeitung geschieht in einer Art Sonderform des Kurzzeitgedächtnisses, dem so genannten Arbeitsgedächtnis (Baddeley, 1992, 2000). Im Arbeitsgedächtnis können Informationen aktiv gehalten und manipuliert werden. Zwar ist das Arbeitsgedächtnis ebenfalls in seiner Kapazität begrenzt, eine Kategorisierung oder Zusammenführung von Einzelinformation zu „Clustern" kann jedoch die Leistung des Arbeitsgedächtnisses enorm erhöhen. Muss man sich beispielsweise eine Ziffernfolge merken, da man

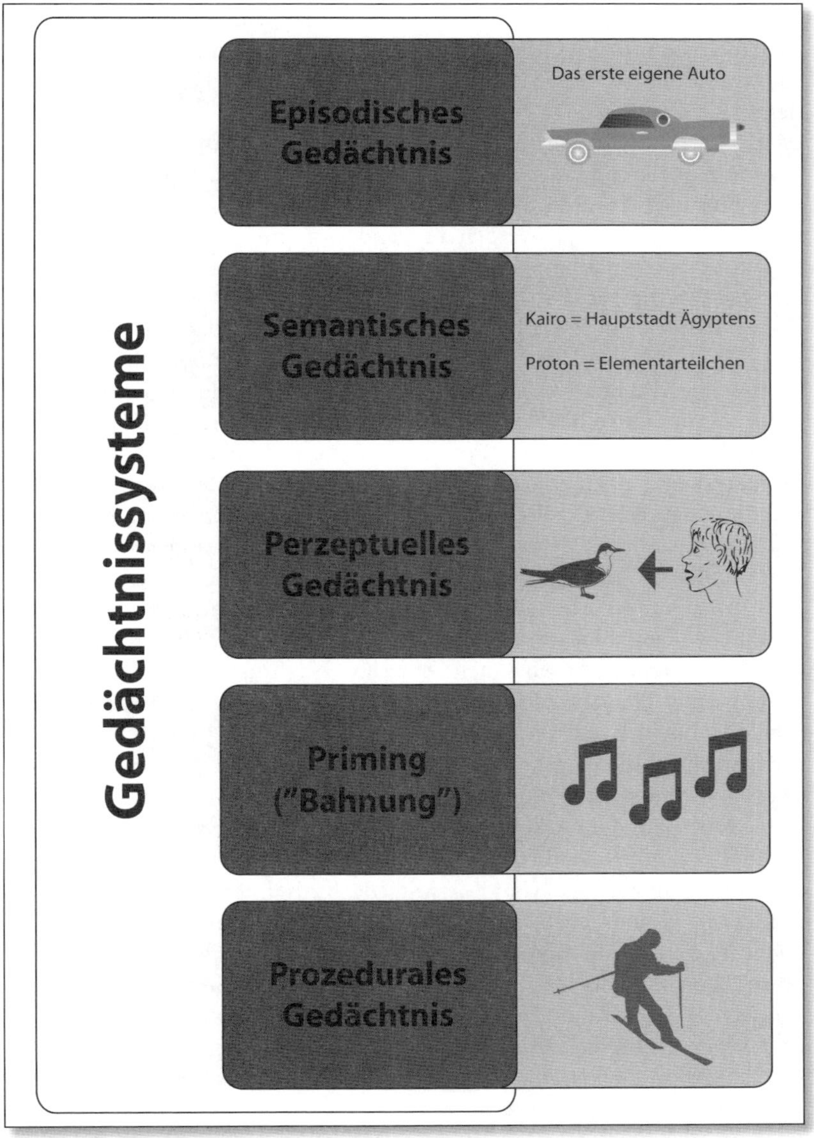

Abb. 8: Die fünf Systeme des Langzeitgedächtnisses nach Endel Tulving (vgl. Markowitsch, 2003c; Tulving, 2002, 2005). Eine ausführlichere Beschreibung der Inhalte, die in den fünf Systemen abgespeichert werden, findet sich im Text.

gerade kein Blatt und keinen Stift zur Hand hat, kann man versuchen, die einzelnen Ziffern in eine semantische Ordnung zu bringen. So kann beispielsweise aus der Telefonnummer „0 2 1 2 1 9 8 8" ein Geburtsdatum werden: „02. Dezember 1988" oder die Zahlen können anders gruppiert werden „0 21 21 9 88". Beide Formen der Bearbeitung der einzuspeichernden Information reduzieren bzw. vereinfachen sie und führen deswegen zu einer tieferen Einspeicherung als das einfache Wiederholen der Zahlenfolge.

Im Arbeitsgedächtnis werden also, anders als im Kurzzeitgedächtnis, die Inhalte aktiv verarbeitet, was zu einer tieferen (und prinzipiell längerfristigeren weil gefestigteren) Abspeicherung führt. Um dies zu gewährleisten vermutete Baddeley in seiner frühen Konzeptualisierung (Baddeley, 1992; Baddeley & Hitch, 1974) des Arbeitsgedächtnisses zwei modalitätsspezifische Subsysteme. Das erste – die phonologische Schleife (phonological loop) – ist dafür zuständig, verbale/auditive Information zu verarbeiten. Hier, so die Vorstellung, findet z. B. ein Prozess des Rehearsals statt, d. h., das interne Wiederholen z. B. einer Ziffernfolge, die man gehört hat. Dabei kommt es z. B. durch sprachmelodische Clusterbildung zu einer Ordnung der Ziffern (vgl. Beispiel oben). Als zweites Subsystem postulierte Baddeley einen visuell-räumlichen Notizblock (visual-spatial-sketchpad), der visuell-räumliche Informationen verarbeitet. Ein Beispiel für die Anwendung des visuell-räumlichen Notizblocks ist, wenn man sich den Weg auf einer Karte ansieht und dann versucht, diesen anhand einzelner Eckpunkte mental vorzustellen und in seiner Phantasie nachzugehen. Doch wer steuert eigentlich die Aktivität dieser beiden Subsysteme? Dazu vermutete Baddeley eine zentrale Steuerungsinstanz, die so genannte zentrale Exekutive (vgl. Gathercole, 1994). Diese koordiniere auch die Abspeicherung der verbalen bzw. visuell-räumlichen Inhalte aus dem Arbeitsgedächtnis (Baddeley, 1998a, 1998b).

Aber es kommt noch eine weitere wichtige Komponente des Arbeitsgedächtnisses hinzu, die es vom Kurzzeitgedächtnis unterscheidet. Im Arbeitsgedächtnis können auch bereits gespeicherte Inhalte aus dem Langzeitgedächtnis „bereitgestellt" werden. Das Arbeitsgedächtnismodell wurde erst im Jahre 2000 von Baddeley um eine dafür notwendige zusätzliche Komponente erweitert. Diese Komponente nennt Baddeley episodischen Zwischenspeicher (episodic buffer). In diesem sollen Informationen aus verschiedenen Quellen zu einer kohärenten Episode verbunden werden (Baddeley, 2000).

Zusätzlich zu zeitlichen und prozessorientierten Einteilungen kann Gedächtnis auch inhaltlich differenziert werden. Man kann sich einfach vorstellen, dass das Erlernen einer motorischen Fähigkeit, z. B. das Fahren auf einem Einrad, eine gänzlich andere Leistung ist, als sich an seine erste Klassenfahrt oder das vergangene Weihnachtsfest zu erinnern. Das Erlernen komplexer Bewegungen setzt in der Regel viele Übungsdurchgänge voraus, bevor der Bewegungsablauf „rund“ ist und reibungslos funktioniert. An spezifische Erlebnisse unserer persönlichen Vergangenheit können wir uns hingegen lebhaft erinnern obwohl bzw. weil sie nur ein einziges Mal stattfanden. Erinnert man sich beispielsweise an den Gewinn der Landesmeisterschaften im Fußball mit seiner Schulmannschaft, können von vielen Personen selbst Jahre später Details abgerufen werden inklusive der emotionalen Beteiligung.

Theoretisch veranschaulichen diese Beispiele, dass wir auf inhaltlicher Ebene verschiedene Gedächtniseinheiten unterteilen müssen. Die verschiedenen Gedächtnissysteme unterscheiden sich auch bezüglich diverser qualitativer Merkmale. Beispiele hierfür sind nicht nur die Detailgenauigkeit und motorische Anforderungen sondern insbesondere die emotionale Färbung sowie der Bezug zum eigenen Selbst (Markowitsch & Staniloiu, 2011a, 2011b). So hat beispielsweise die Erinnerung an die Landesmeisterschaften im Fußball eine positive emotionale Färbung (zumindest für die Gewinnermannschaft). Auch ist hier ein klarer Bezug zum eigenen Selbst zu verzeichnen. Die Erinnernden können angeben, wie sie sich gefühlt haben, was sie dachten usw. Soll man hingegen während einer Klassenarbeit den Satz des Pythagoras korrekt aufschreiben, hat dieser Inhalt in der Regel keine bedeutsame emotionale Färbung (wohl aber möglicherweise die Situation, in der man ihn niederschreiben soll, was später möglicherweise erinnert wird, wenn man den Eltern von der Klassenarbeit berichtet und davon, wie man sich gefühlt hat, als einem der Satz des Pythagoras partout nicht einfallen wollte).

Trotz dieser klaren Unterschiede zwischen den einzelnen Gedächtnisinhalten finden sich die oben beschriebenen Prozesse der Informationsverarbeitung (Einspeicherung, Konsolidierung, Ablagerung, Abruf) bei allen inhaltlichen Gedächtnissystemen wieder. Auf Hirnebene ist die Verarbeitung verschiedener Gedächtnisinhalte jedoch an unterschiedliche Hirnregionen gebunden.

Welche Gedächtnisinhalte werden aber typischerweise in der psychologischen und neurowissenschaftlichen Gedächtnisforschung unterschieden? Eine Einteilung unterscheidet vor allem verbalisierbare (deklarative) von nicht-verbalisierbaren (non-deklarativen) Gedächtnisinhalten (Squire, 1987).

Das verbalisierbare Gedächtnis umfasst alle Inhalte, die bewusst erinnert, d. h. explizit abgerufen werden können. Dies meint, dass man die Inhalte verbal „beschreiben“ kann. Dies trifft für sämtliche Fakten, die wir gelernt haben und verbal abrufen können, zu. Dass eine Person beispielsweise verbal äußern kann, dass Bonn die frühere Hauptstadt der Bundesrepublik Deutschland war und seit einigen Jahren Berlin die Hauptstadt ist, wäre nach Squire eine Leistung des deklarativen Gedächtnisses. Auch die Beschreibung des Streits mit der Parallelklasse inklusive der Information, wer den Streit begonnen hat und wer alles später geweint hat, wäre eine Leistung des deklarativen Gedächtnisses. Bereits hier fällt auf, dass offensichtlich diese recht grobe Einteilung des Gedächtnisses in verbalisierbare und nicht-verbalisierbare Anteile nicht ausreichend erscheint, um die Komplexität und Unterschiedlichkeit von Gedächtnisprozessen abzubilden. Denn wahrscheinlich stimmen die meisten Personen zu, dass es doch einen Unterschied machen muss, ob ich nüchterne Fakten beschreiben oder mich an eine Situation (ob angenehm oder unangenehm) meiner persönlichen Vergangenheit erinnern möchte. Eine solche Differenzierung wird weiter unten vorgestellt.

Das non-deklarative Gedächtnis beinhaltet alle Gedächtnisinformationen, die unbewusst, d. h. implizit, abgerufen werden. Das Fahren eines Einrades ist hierfür ein Beispiel. Obwohl geübte Fahrer sogar Kunststücke darauf vorführen können, wären sie vermutlich damit überfordert, genau zu beschreiben, wie sie die Handlungssequenz so rund und perfekt durchführen können. Eine Verbalisierung der Prozedur während ihrer Ausführung würde sogar den reibungslosen Abruf, der unbewusst und implizit am besten stattfindet, stören.

Eine weitere Unterteilung des Gedächtnisses auf inhaltlicher Ebene, die in den Neurowissenschaften sehr bekannt ist, ist die Einteilung von Endel Tulving (vgl. Markowitsch, 2003c; Tulving, 2002, 2005). Diese Einteilung, die eine Hierarchie von Gedächtnissystemen postuliert, trägt insbesondere auch dem Umstand Rechnung, dass eine Unterscheidung in verbalisierbare und nicht-verbalisierbare Inhalte für eine Unterscheidung von persönlich relevanten/autobiographischen Inhalten von reinen Fakten/semantischen Inhalten nicht geeignet ist. Denn, wie oben ausgeführt, können Fakten und persönlich erlebte Ereignisse zwar jeweils verbal beschrieben werden. Aber schon intuitiv unterscheiden sie sich hinsichtlich qualitativer Merkmale.

In der Gedächtnishierarchie von Endel Tulving werden fünf Systeme angenommen. Diese sind in Abbildung 8 skizziert und werden im Folgenden beschrieben.

(1) Das hierarchisch höchste System, das vermutlich auch in seiner „Reinform“ nur beim Menschen existiert (Tulving, 2005), ist das **episodische (oder episodisch-autobiographische) Gedächtnis.** Im episodischen Gedächtnis sind Ereignisse unserer eigenen Biographie abgelegt. Diese

biographischen Ereignisse sind mit klarem Raum-, Zeit- und Situationsbezug verbunden. Inhalte des episodischen Gedächtnisses werden auf die eigene Person bezogen (Selbstbezug) und sind in der Regel emotional gefärbt. Dieses Gedächtnissystem erlaubt uns eine Zeitreise in die Vergangenheit. Dabei können Episoden der Biographie vor unserem inneren Auge bild- bzw. sogar filmhaft erinnert werden. Aufgrund unserer Erfahrungen, die im episodischen Gedächtnis gespeichert sind, können auch die Zukunft bzw. zukünftige Handlungen antizipiert werden (Tulving, 2002). Gleichwohl gibt es auch Autoren, die z. B. bei Vögeln auch eine Art episodisches Gedächtnis vermuten, das sich aber qualitativ von dem des Menschen unterscheidet (es beinhaltet lediglich den Zeit-Raum-Bezug, nicht jedoch den Bezug zum eigenen Selbst) und deswegen eher als „episodic-like-memory" bezeichnet wird (Babb & Crystal, 2006; Clayton, Bussey & Dickinson, 2003; Dere, Kart-Teke, Huston & De Souza Silva, 2006; Skov-Rackette, Miller & Shettleworth, 2006).

(2) Verbalisierbare Fakten und andere Wisseneinheiten sind im **semantischen Gedächtnis („Wissenssystem")** gespeichert. Diese Fakten können explizit abgerufen werden, ohne dass der Kontext der Informationsaufnahme bzw. -einspeicherung erinnert wird. D. h., dass man zwar z. B. den Satz des Pythagoras richtig wiedergeben kann, dabei aber nicht erinnert, wann und unter welchen Umständen er gelernt (eingespeichert) wurde. Beispiele für semantische Gedächtnisinhalte sind Fakten des allgemeinen Weltgeschehens oder Inhalte, die in der Schule gelernt wurden (vgl. das oben genannte Beispiel „Bonn ist die frühere Hauptstadt der Bundesrepublik Deutschland").

(3) Das **perzeptuelle Gedächtnis** wurde erst „nachträglich" von Tulving und Markowitsch in die Taxonomie aufgenommen (Markowitsch, 2003c). Es ermöglicht das Erkennen von Objekten, Personen, Tönen oder anderer Reize aufgrund eines Vertrautheits- oder Bekanntheitsgefühls. Dieses Gedächtnissystem ist im Gegensatz zum semantischen Gedächtnis „präsemantisch". Das bedeutet, dass es nicht notwendig ist, das Objekt, den Ton o. Ä. benennen (verbalisieren) zu können oder anzugeben, woher man das Objekt kennt. Dennoch ist es ein explizites Gedächtnis, d. h., der Abruf kann explizit (und verbal) gegeben werden („Ich kenne diese Frucht, ich weiß aber nicht, wie sie heißt oder schmeckt").

(4) **Priming,** das nächst niedrigere Gedächtnissystem, ist implizit, d. h., überwiegend unbewusst. Man versteht unter Priming eine bessere Wie-

dererkennensleistung von zuvor unbewusst Wahrgenommenem (gleichen oder verwandten Inhalts). Hört eine Lehrerin beispielsweise in ihrem Auto auf dem Weg zur Schule ein bestimmtes Lied im Radio, reichen später am Mittag sogar wenige Tonsequenzen, um das Gehörte wieder zu erkennen, obwohl sie vielleicht während des ersten Hörens am Morgen mit ihren Gedanken beim bevorstehenden Unterricht war und das Lied „nur nebenbei" (d. h. unbewusst) wahrgenommen hat.

(5) Abschließend ist noch das **prozedurale Gedächtnis** zu nennen. Das prozedurale Gedächtnis arbeitet weitestgehend unbewusst. Es beinhaltet motorische Fähigkeiten (z. B. Einradfahren) und kognitive Routinehandlungen. Inhalte des prozeduralen Gedächtnisses sind nicht (oder nur sehr schwer) verbalisierbar; im Gegenteil: der Versuch des expliziten Bewusstmachens des Ablaufs einer Routinehandlung kann deren reibungslose Ausübung erheblich stören. Hier passen also die vorher gemachten Ausführungen zum non-deklarativen Gedächtnis nach Squire (1987) gut.

Eine detaillierte Beschreibung der einzelnen Gedächtnissysteme ist zu finden in den Überblicksbüchern von Markowitsch (2009a, 2009b).

6.2 Entwicklung des autobiographischen Gedächtnisses

Das autobiographische Gedächtnis umfasst im Wesentlichen das Erinnern persönlicher Erlebnisse mit den dazugehörigen situativen und emotionalen Merkmalen. Dies ist allerdings streng genommen nur eine Teilfunktion des autobiographischen Gedächtnisses; wir nennen diese Teilfunktion genau genommen autobiographisch-episodisches Gedächtnis. Durch diese Eingrenzung soll dem Charakter des Erinnerns von persönlich Erlebtem Rechnung getragen werden. Gleichzeitig bedeutet die Wahl dieses Terminus auch eine Abgrenzung von Fakten der eigenen Biographie (z. B. das eigene Geburtsdatum), die Inhalte des semantischen Gedächtnisses sind. In der gegenwärtigen Gedächtnisforschung wird der Begriff autobiographisches Gedächtnis jedoch weitestgehend als identisch mit dem des episodischen Gedächtnisses angesehen (Tulving, 2005).

Das autobiographische Gedächtnis ist die Grundlage für uns Menschen, sich in einer sich ändernden Umwelt zurecht zu finden und handeln zu können. Zudem bedarf es eines autobiographischen Gedächtnisses, um das Gefühl einer eigenen und vergleichsweise stabilen Identität und Persönlichkeit zu haben. Dennoch ist das autobiographische Gedächtnis ebenfalls dynamisch. Es ändert sich über die Lebensspanne und gibt uns dennoch das Gefühl von Stabilität. Wie das Gehirn uns einerseits vermitteln kann, dass wir es mit einem relativ stabilen Ich zu tun haben, das in der vergangenen Woche ebenso wie heute (und vermutlich auch morgen) die gleichen Werte und Normen für wichtig und gut erachtet und Abneigungen gegenüber bestimmten Vorstellungen, Denk- und Verhaltensweisen hat, und andererseits sich innerhalb kürzester Zeit flexibel an sich ändernde Umwelteinflüsse anpassen kann, ist eine beeindruckende Leistung. Wie integriert unser Gehirn unser teilweise sehr unterschiedliches Verhalten in Abhängigkeit z. B. vom sozialen Kontext in der Art, dass wir dennoch das Gefühl haben, stabil und kongruent mit unseren Vorstellungen zu denken und zu handeln?

Wir haben es also mit einem dynamischen autobiographischen Gedächtnis zu tun, dass uns gerade durch seine Dynamik das Gefühl von Stabilität sichert. Es erfüllt dabei eine ganze Reihe von Aufgaben und Funktionen und ist gleichzeitig mit einer Reihe von anderen Hirnfunktionen und Umwelteinflüssen in Interaktion.

Ein Beispiel für die Interaktion zwischen Hirn, autobiographischem Gedächtnis, anderen Hirnfunktionen und der Umwelt ist die Entwicklung von Empathie und Mitgefühl sowie Perspektivwechsel. Die Entwicklung der Fähigkeit des psychologischen Verstehens, d. h. des Erschließens oder Nachvollziehens von Gedanken, Absichten und Gefühlen anderer Personen *(Theory of Mind)* verläuft im Kindesalter parallel zur Ausbildung des autobiographischen Gedächtnisses. Auch im Erwachsenenalter gibt es zwischen autobiographischem Gedächtnis und der Fähigkeit zum Perspektivenwechsel Interdependenzen. Beispielsweise ist bei Personen mit psychischen Störungen, die auch Minderungen von *Theory of Mind*-Fähigkeiten inkludieren, auch eine geringere Spezifität des Erinnerns der Autobiographie zu konstatieren (Corcoran & Frith, 2003). Dies zeigt sich auf Hirnebene in einer verminderten Aktivierung limbischer Regionen während des Erinnerns der eigenen Lebensgeschichte (Kalbe, Brand, Thiel, Kessler & Markowitsch, 2008). Die enge Verbindung zwischen *Theory of Mind*-Fähigkeiten und der Entwicklung des autobiographischen Gedächtnisses trägt wahrscheinlich dem Umstand Rechnung, dass für die Entwicklung im Kindesalter (wie auch über die Lebensspanne) hinweg der soziale Kontext des Aufwachsens eine entscheidende Rolle spielt. Abbildung 9 veranschaulicht die Interdependenzen zwischen autobiographischem Gedächtnis und den übrigen genannten Hirnfunktionen. Darauf wird im folgenden Abschnitt näher eingegangen.

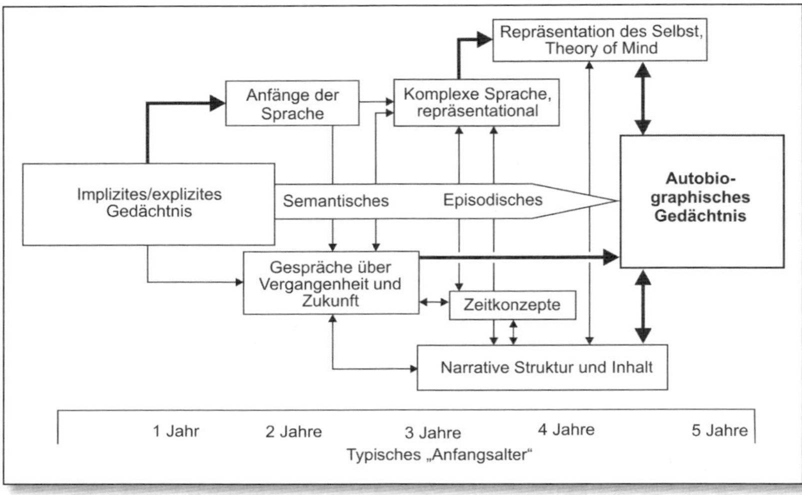

Abb. 9: Die Entwicklung des autobiographischen Gedächtnisses bis zu einem Alter von fünf Jahren. Kognitive und soziokulturelle Faktoren beeinflussen gemeinsam die Entwicklung des Gedächtnisses für die eigene Biographie und interagieren mit selbstbezogenen und sprachlichen Entwicklungsprozessen und Funktionen (nach Abb. 1 von Nelson, 2002).

Für die Entwicklung des autobiographischen Gedächtnisses sind auf neuraler Ebene diejenigen Strukturen und Faserverbindungen (limbische Strukturen und Teile des Stirnhirns) notwendig, die auch an der Ausbildung von Zeitwahrnehmung, des eigenen Selbst und des Bewusstseins maßgeblich beteiligt sind (Markowitsch & Welzer, 2005). Umgekehrt sind dies auch Strukturen, die bei psychopathischem Verhalten Veränderungen und Volumenreduktionen zeigen (z. B. de Oliveira-Souza, et al., 2008). Durch die Interaktion mit der sozialen Umwelt im Alter von 2–4 Jahren – zumeist insbesondere mit den Eltern und anderen nahen Verwandten, z. B. Geschwistern – bildet sich aufgrund der Erfahrung einer Abgrenzung der eigenen Identität von den Personen der Umgebung eine kontinuierliche Selbsterfahrung (Nelson, 2002) (Abb. 9). Dies ist gekoppelt an eine entsprechende Hirnreifung (Lebel, Walker, Leemans, Phillips & Beaulieu, 2008). Die Primärfamilie spielt für den Entwicklungsprozess des autobiographischen Gedächtnisses eine besondere Rolle. Dies konnte beispielsweise eindrucksvoll von Harpaz-Rotem und Hirst (2005) gezeigt werden. Sie demonstrierten, dass das Alter der ersten autobiographischen Erinnerung von Kindern, die in einem traditionellen Kibbuz aufgewachsen sind, höher war als bei Kindern, die von ihren Eltern erzogen wurden. Das bedeutet, dass die Kinder, die von einer *Metapelet* (einer professionellen Erzieherin) im Kinderhaus unter Gleichaltrigen aber ohne Eltern und Geschwister heranwuchsen, eine längere frühkindliche Amnesie aufwiesen (frühkindliche Amnesie bezeichnet den Zeitraum zwischen der Geburt und dem Einsetzen der ersten autobiographischen Erinnerung). Ähnliche Ergebnisse berichtet auch Wang (2001) für chinesische im Vergleich zu US-amerikanischen Kindern. Insbesondere durch den Kontakt mit den Eltern und durch die Zuwendung (zumeist) seitens der Mutter scheint die Reifung von Hirnstrukturen und damit einhergehend die Entwicklung des autobiographischen Gedächtnisses beeinflusst zu werden.

Aufgrund der Erfahrung bzw. des Gefühls und der Erkenntnis, eine selbständige Person zu sein, die sich von anderen Individuen unterscheidet, kann sich nach Nelson (2002) ein narratives Selbstverstehen entwickeln. Das äußert sich dann darin, dass ein Kind das eigene Selbst und die Geschichte seines Selbst zu verstehen beginnt. Mit dem Wissen darüber, dass die eigene Person eine Vergangenheit hat und in die Zukunft blicken kann, können darauf aufbauend soziale Rollen übernommen und gefestigt werden. Eine solche Rollenübernahme ist die Grundlage für die Entwicklung eines kulturellen Selbst. So entsteht ein kulturell geformtes autobiographisches Gedächtnis (Nelson, 2002). Das so geformte autobiographische Gedächtnis ermöglicht es dem Individuum, sich selbst in verschiedenen Beziehungen zu seiner Umwelt und den damit verbundenen Erwartungen zu verstehen und dabei dennoch (oder gerade dadurch) das Selbst und die eigene Lebensgeschichte als kontinuierlich und flexibel zu erleben. Hierzu schreibt Nelson (2002, S. 245): „Das autobiographische Gedächtnis wird die Geschichte des Selbst."

Die Ausführungen zur Entwicklung des autobiographischen Gedächtnisses unterstreichen, dass sich dieses komplexe und sehr individuelle Gedächtnissystem nicht losgelöst von seiner Umwelt entwickelt. Das Hirn ist angewiesen auf Input aus der Umwelt, damit sich das persönliche Gedächtnis für die eigene Biographie formen und festigen kann (Markowitsch & Welzer, 2005). Prä-, peri- und postnatal überwiegen zunächst biologische Faktoren, die die Entwicklung des autobiographischen Gedächtnisses determinieren. Das bedeutet, dass zunächst die biologische Disposition, wie z. B. Hirnentwicklung, hormoneller Status etc. die Interaktion mit der Umwelt und damit die Ausbildung des autobiographischen Gedächtnisses bestimmt. Im weiteren Verlauf der Entwicklung nehmen direkte und indirekte Einflüsse aus der Umwelt, die sich durch die Interaktion einer Person mit der Umwelt ergeben, an Bedeutung zu. Vorrangig die Interaktion mit anderen Personen in verschiedenen Rollen des Individuums, für die jedoch ein gewisser Entwicklungsstand des autobiographischen Gedächtnisses notwendig ist (vgl. Ausführungen weiter oben), bilden wichtige Einflussfaktoren der weiteren Reifung des autobiographischen Gedächtnisses und weiterer Fähigkeiten bzw. Komponenten des Individuums (*Theory of Mind,* Gefühl des eigenen Selbst, Persönlichkeit). Abbildung 10 veranschaulicht das Zusammenspiel biologischer und sozialer Faktoren bei der Entwicklung des autobiographischen Gedächtnisses.

Zugleich ist das autobiographische Gedächtnis vonnöten, um sich mit der Umwelt in den jeweiligen Rollen auseinandersetzen zu können. In der Gesamtschau bedeutet das, dass sich das Hirn in Interaktion mit der Umwelt entwickelt und gleichzeitig auf die Umwelt und die Wahrnehmung der Umwelt Einfluss nimmt. In der Mitte dieser Interaktion zwischen Person und Umwelt ist das autobiographische Gedächtnis angesiedelt.

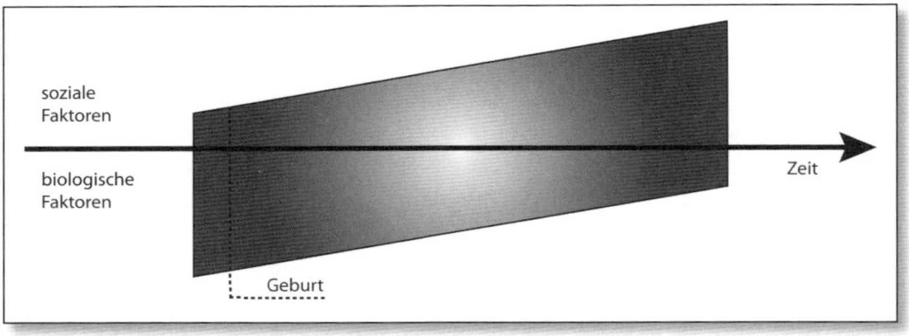

Abb. 10: Biologische und soziokulturelle Faktoren spielen zusammen bei der Entwicklung des autobiographischen Gedächtnisses. Vor der Geburt und im Kindesalter überwiegen zunächst biologische Faktoren. Dazu zählen beispielsweise genetische Disposition und der Verlauf der Hirnentwicklung. Kulturelle Einflüsse gewinnen jedoch im Verlauf der Zeit stetig an Bedeutung für die Entwicklung des autobiographischen Gedächtnisses.

Das autobiographische Gedächtnis entwickelt sich – wie bereits weiter oben erläutert – über die Lebensspanne weiter, wird verfeinert und ausgeformt. Schließlich kann es jedoch auch in sehr hohem Alter wieder an Flexibilität und Dynamik verlieren (Markowitsch, et al., 2005). Dabei sind es üblicherweise insbesondere unlängst geschehene autobiographische Episoden, die im hohen Alter weniger gut eingespeichert oder abgerufen werden können. Dieses Phänomen wird auch häufig als *first-in-last-out*-Phänomen bezeichnet und ist bereits von Ribot (1892) beschrieben worden. Plastisch wird dieses Phänomen des Vergessens unlängst Erlebtem im Kontrast zu guten Erinnerungen früher Erfahrungen, wenn man sich Gedächtnisleistungen von Patienten mit demenziellen Erkrankungen (z. B. mit der Alzheimer'schen Demenz) vor Augen führt. Hehman und Kollegen (2005) berichten beispielsweise von einer Patientin mit der Alzheimer'schen Erkrankung, die sich selbst auf Fotos aus ihrer Jugend und frühen Erwachsenenzeit erkannte. Auf Fotos von ihr, die in den letzten Jahren aufgenommen wurden, erkannte sie sich jedoch nicht.

Zusammenfassend kann man festhalten: Das autobiographische Gedächtnis ist dynamisch, entwickelt sich über die Lebensspanne in Interaktion mit der Umwelt und kann durch diverse Faktoren beeinflusst werden. Ein Faktor ist das Lebensalter. Im Rahmen des Alterungsprozesses kann das autobiographische Gedächtnis an Flexibilität und Stabilität verlieren. Aber auch weitere Personenvariablen und Umweltreize können die Funktionstüchtigkeit des Gedächtnisses für das eigene Selbst mindern. Ein Faktor ist Stress. Auf die Interaktion von Stress und Gedächtnis wird in Abschnitt 6.4 eingegangen.

6.3 Neuroanatomie von Lernen und Gedächtnis

An Lern- und Gedächtnisprozessen ist eine Vielzahl von Hirnstrukturen beteiligt. Sowohl Kerne und Regionen des Großhirns als auch des Zwischenhirns und Teile des Hirnstammes sind an Lernen und Gedächtnis beteiligt. Zieht man in Betracht, dass ohnehin sehr grundlegende Funktionen, wie z. B. Aufmerksamkeit, Wahrnehmung etc., für eine erfolgreiche Einspeicherung bzw. einen Abruf von Inhalten notwendig sind, wird schnell klar, dass eigentlich das gesamte Hirn direkt oder indirekt in Gedächtnisprozesse involviert ist. Wir werden jedoch in den folgenden Abschnitten vorrangig diejenigen Strukturen vorstellen, die in besonderer Weise an Gedächtnis beteiligt sind und deswegen auch als „Flaschenhalsstrukturen" bezeichnet werden (z. B. Brand & Markowitsch, 2003b). Damit ist gemeint, dass die Information „durch sie hindurch laufen" muss, damit sie erfolgreich weiter verarbeitet werden kann. Diese Flaschenhalsstrukturen sind vorrangig solche, die dem limbischen System (vgl. Abschnitt oben und Abb. 2) zugeordnet werden.

6.3.1 Zwei limbische Schaltkreise als Lern- und Gedächtniskorrelate

Die limbischen Strukturen sind in zwei Schaltkreisen organisiert (Abb. 11), die häufig auch „Gedächtnisschaltkreise" genannt werden. Dies ist zwar im Grundsatz nicht falsch, die damit gemeinten Strukturen sind jedoch nicht auf die Verarbeitung von Gedächtnisinhalten beschränkt. So kommt beispielsweise einzelnen Kernen eine besondere Rolle bei der Verarbeitung emotionaler Reize *per se* zu.

Die beiden Schaltkreise sind der Papez'sche und der basolateral-limbische Schaltkreis. Der Papez'sche Kreis umfasst vorrangig die hippocampale Formation, die Mammillarkörper, die anterioren Thalamuskerne und den Gyrus cinguli. Papez (1937) ging davon aus, dass diese Strukturen bei der Verarbeitung von Emotionen eine besondere Rolle spielen. Heute weiß man jedoch, dass diese Strukturen stärker mit der Einspeicherung und Konsolidierung und sogar mit dem Abruf bestimmter Gedächtnisinhalte in Verbindung stehen als mit der Emotionsverarbeitung. Die emotionale Konnotation von Gedächtnisinhalten wird primär von dem basolateral-limbischen Schaltkreis verarbeitet. Die Amygdala (die die Emotionen verarbeitende Struktur *par excellence* ist) steht in diesem Schaltkreis quasi im Zentrum. Darüber hinaus besteht die basolateral-limbische Schleife aus dem mediodorsalen Kern des Thalamus und der so genannten Area subcallosa des basalen Vorderhirns.

Betrachtet man die einzelnen Strukturen der beiden Schaltkreise etwas genauer, kann man konstatieren, dass die Hippocampusformation für die Einspeicherung und Konsolidierung von episodischen und semantischen Gedächtnisinhalten eine Paradestruktur darstellt. Belege für die Bedeutsamkeit der Hippocampusformation für die Bildung neuer Gedächtnisinhalte stammen bereits aus früheren und aktuellen Beschreibungen von Patienten mit Hippocampusschädigungen, die daraufhin eine anterograde Amnesie entwickelten (Minderungen der Fähigkeit, neue Inhalte ein- und längerfristig abzuspeichern) (z. B. Corkin, 2002; Scoville & Milner, 1957; Steinvorth, Levine & Corkin, 2005; Vargha-Khadem, et al., 1997; Vargha-Khadem, et al., 2003). Einen Überblick über Gedächtnisstörungen geben auch die Arbeiten von Brand und Markowitsch (2003a) bzw. von Markowitsch (2000b, 2003b). Studien, die mittels funktioneller bildgebender Verfahren (z. B. funktionelle Magnetresonanztomographie) die Hirnaktivität bei hirngesunden Versuchspersonen während des Erinnerns autobiographischer Ereignisse gemessen haben, geben zudem Grund zur Annahme, dass die hippocampale Formation auch am Abruf episodischer Inhalte beteiligt ist (Fink, 2003; Fink, et al., 1996; Markowitsch, Thiel, et al., 2000; Piefke, Weiss, Zilles, Markowitsch & Fink, 2003).

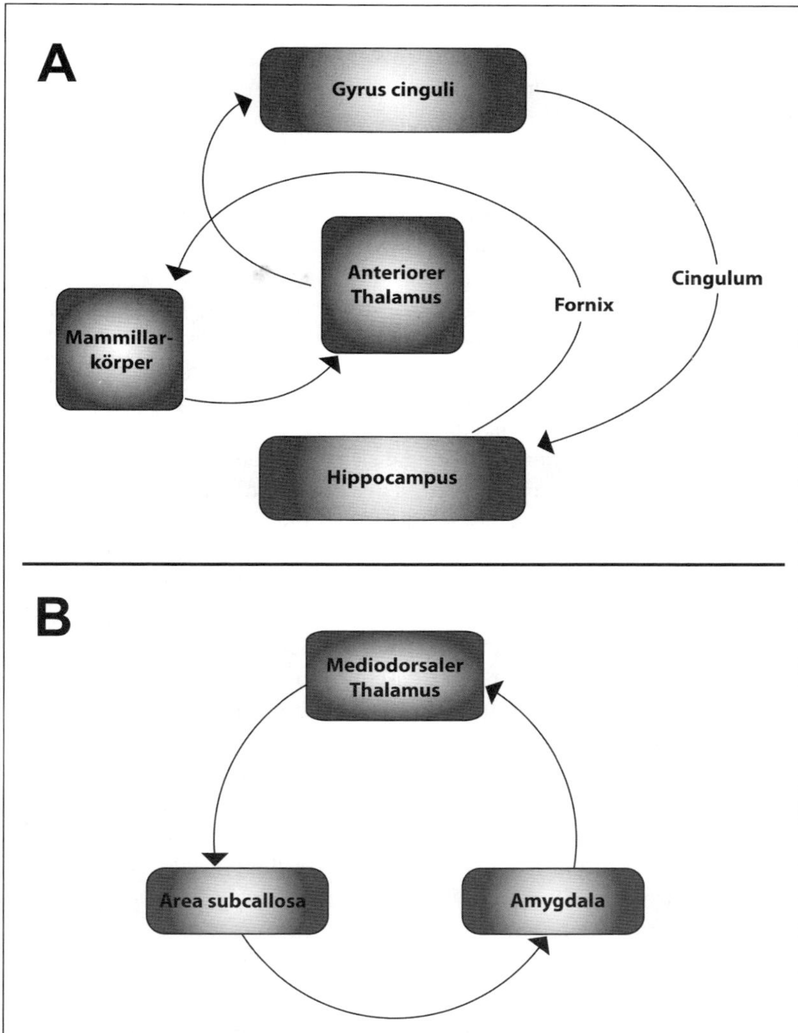

Abb. 11: Hirnstrukturen und Faserverbindungen, die für die Einspeicherung und Konsolidierung (teilweise auch für den Abruf) von episodischen und semantischen Gedächtnisinhalten wichtig sind. Abbildung A zeigt den Papez'schen Schaltkreis. In Abbildung B sind die Hauptstrukturen des basolateral-limbischen Schaltkreises skizziert.

Die Relevanz der limbischen Strukturen, die dem Zwischenhirn zugeordnet werden (z. B. der mediodorsale Thalamuskern und die Mammillarkörper), für die Einspeicherung (und zum Teil auch für den Abruf) von Information wird am Beispiel des alkoholbedingten Korsakowsyndroms deutlich. Bei Patienten mit dieser Erkrankung sind durch den jahrelangen exzessiven Alkoholkonsum und damit oft einhergehenden Vitaminmangelerscheinungen vorrangig die Mammillarkörper und Teile des Thalamus geschädigt. Die Patienten leiden ebenfalls an einer stark ausgeprägten Lern- und Merkfähigkeitsstörung (vgl. Brand, 2007), wobei nicht selten auch der Abruf von Inhalten aus dem Altgedächtnis betroffen ist. Die Reduktionen der Altgedächtnisleistungen sind aber vermutlich stärker bedingt durch Schädigungen oder funktionelle Änderungen des Stirnhirns und weniger durch diencephale Schäden, wie aktuelle Arbeiten nahe legen (Reed, et al., 2003).

Die Amygdala ist – wie bereits dargelegt – die zentrale Struktur für die Verarbeitung von Emotionen. Wenngleich sie typischerweise vor allem mit der Verarbeitung von Furcht und Angst assoziiert wird, geht man heutzutage davon aus, dass ihr eine generelle Bedeutung für emotive Prozesse zugeordnet werden kann (Dolan, 2007; Morrison & Salzman, 2010; Phelps, 2006; Phelps & LeDoux, 2005). Im Kontext von Lern- und Gedächtnisprozessen bedeutet das, dass die Amygdala immer dann an Relevanz gewinnt, wenn die zu lernende oder zu erinnernde Information emotional gefärbt ist. Dies trifft natürlich besonders für autobiographisch-episodische Inhalte zu, die – wie oben beschrieben – per definitionem eine emotionale Konnotation haben.

Selektive Schäden der Amygdala kommen bei Menschen äußerst selten vor, da bei Läsionen des mittleren Anteils des Schläfenlappens meist weitere Strukturen, wie z. B. die Hippocampusformation, ebenfalls geschädigt sind. Bei einer sehr seltenen genetisch bedingten Erkrankung – der Urbach-Wiethe-Krankheit – kommt es jedoch bei einem Großteil der Patienten zu Kalzifizierungen, die auf die Amygdala beschränkt bleiben (aber die Amygdalae beider Hirnhälften betreffen). Bei entsprechenden Personen ist die Fähigkeit, sich an emotionale Inhalte zu erinnern, deutlich beeinträchtigt, während neutrale Information gleich gut wie von Gesunden verarbeitet wird (Siebert, et al., 2003). Auch sind weitere Beeinträchtigungen von Hirnfunktionen, die mit Emotionsverarbeitungsprozessen in Verbindung gebracht werden bei Patienten mit selektiven Schäden der Amygdalae zu verzeichnen, beispielsweise beim Treffen von emotionalen Entscheidungen (Bechara, et al., 2003; Brand, et al., 2007).

6.3.2 Das Stirnhirn und seine Funktion für die Einspeicherung und den Abruf von Gedächtnisinhalten

Wenn das zu lernende oder das zu erinnernde Material komplex ist und einer Organisation bedarf, kommt dem Stirnhirn eine besondere Bedeutung zu. Stellen Sie sich vor, Sie gehen gerade durch die Stadt und eine Freundin ruft Sie auf Ihrem Mobiltelefon an. Sie erklärt Ihnen, dass sie an einer Grippe erkrankt sei und bittet Sie, für sie ein paar Besorgungen zu tätigen. Ihre Freundin nennt Ihnen dann telefonisch die Dinge, die Sie ihr kaufen sollen. Da Sie gerade keine Schreibutensilien zur Hand haben, versuchen Sie, sich möglichst alle zu kaufenden Produkte zu merken:

- Taschentücher
- Hustensaft
- Kaffee
- Graubrot
- Käse
- Nasenspray
- Orangensaft
- Tomaten
- Schmerztabletten
- Mineralwasser
- Äpfel
- Traubensaft

Sich alle Produkte gut einzuprägen und sich später im Supermarkt oder der Apotheke stehend zu erinnern, ist kein einfaches Unterfangen. Um die Einspeicherung zu erleichtern, könnten Sie aber die einzelnen Produkte klassifizieren, während Ihre Freundin sie Ihnen nennt. Sie könnten z. B. die Objekte drei Kategorien zuordnen:

Getränke:

- Kaffee
- Mineralwasser
- Orangensaft
- Traubensaft

Nahrungsmittel:

- Graubrot
- Käse
- Tomaten
- Äpfel

Erkältungsmittel:
- Taschentücher
- Nasenspray
- Hustensaft
- Vitamin C

Eine solche Kategorisierung während der Einspeicherung führt zu einer tieferen Verarbeitung und dadurch zu einer besseren Ein- und stabileren Abspeicherung. Bei einem späteren Abruf können die selbst generierten Kategorienamen als Abrufhilfen fungieren (vgl. die oben formulierten Ausführungen zu verschiedenen Formen des Erinnerns mit und ohne Abrufhilfe). Um bei dem gewählten Beispiel zu bleiben: Beim Erinnern der Dinge, die man kaufen sollte, kann man sich vor Augen führen, dass man vier Getränke, vier Nahrungsmittel, und vier verschiedene Produkte, die bei einer Erkältung oder Grippe nützlich sein können, benötigte. Durch das Benennen der Kategorien und der Anzahl an Dingen pro Kategorie wird das Erinnern der Einzelprodukte einfacher (Abruf mit Hinweisreizen).

Die Leistung, komplexes Lernmaterial zu kategorisieren, hängt eng mit Funktionen zusammen, die man im Kontext neuropsychologischer Arbeiten häufig unter dem Begriff „exekutive Funktionen" subsumiert. Darunter fasst man komplexe Leistungen wie Problemlösekompetenzen, kognitive Flexibilität, zielgerichtetes Denken u.v.m. Auf Hirnebene bringt man exekutive Leistungen vor allem mit Teilen des Stirnhirns, genauer gesagt mit dem so genannten dorsolateralen präfrontalen Cortex, in Verbindung. Das erklärt, warum in diversen Studien mit bildgebenden Verfahren eine Aktivierung im Bereich dieser Stirnhirnregion gefunden wird, wenn Personen versuchen, sich komplexe Inhalte möglichst gut einzuprägen bzw. diese erinnern (Überblick in Brand & Markowitsch, 2008).

Ein weiterer Teil des Stirnhirns, den man auch zum so genannten *„expanded limbic system"* zählt, ist der orbitofrontale Cortex, der ebenfalls bei Lern- und Gedächtnisvorgängen eine wesentliche Rolle spielt. Wie bereits erwähnt, wird der orbitofrontale Cortex mit vielfältigen Funktionen in Verbindung gebracht, wie z. B. mit der Verarbeitung von Informationen mit Bezug zum eigenen Selbst (gemeinsam mit dem mittleren Teil des Stirnhirns), der Emotionsverarbeitung (gemeinsam mit der Amygdala und weiteren limbischen Strukturen) aber auch mit vorausschauendem Denken und – wie bereits oben kurz erwähnt – der Entscheidungsfindung (Bechara, Damasio & Damasio, 2000; Brand, Labudda & Markowitsch, 2006).

Auch am Erinnern autobiographischer Inhalte, die im Grundsatz emotional gefärbt sind, ist der orbitofrontale Cortex beteiligt (Piefke, et al., 2003)

(Überblick in Brand & Markowitsch, 2006b). Dabei scheint es sogar eine Differenzierung von eher seitlichen und eher mittleren Anteilen des orbitofrontalen Cortex zu geben, in Abhängigkeit von der emotionalen Valenz der Erinnerungen (Markowitsch, Vandekerckhove, Lanfermann & Russ, 2003). Der Abruf negativer Ereignisse der eigenen Biographie ist stärker mit den seitlichen Anteilen, das Erinnern positiver Erfahrungen stärker mit der weiter in der Hirnmitte liegenden Region dieses Stirnhirnareals verbunden.

Aus Platzgründen können hier nur die wichtigsten neuralen Korrelate von Lernen und Gedächtnis zusammengefasst werden, wobei wir uns auf die Verarbeitung episodischer (und in Teilen semantischer) Inhalte beschränkt haben. Tabelle 1 gibt dennoch einen groben Überblick über die Hirnsektionen, die maßgeblich an der Verarbeitung von Inhalten aus den oben skizzierten fünf Gedächtnissystemen beteiligt sind. Interessierte Leser und Leserinnen seien auf aktuelle Überblicksarbeiten zu neurobiologischen Grundlagen von Lernen und Gedächtnis verwiesen, zu finden z. B. in den Büchern von Markowitsch (2009a, 2009b).

Tabelle 1
Überblick über Hirnstrukturen, die an der Einspeicherung, der Konsolidierung und der Ablagerung sowie am Abruf von Informationen der verschiedenen Gedächtnissysteme vorrangig beteiligt sind (modifiziert nach Tab. 1 von Brand & Markowitsch, 2004b).

	Einspeicherung	Konsolidierung und Ablagerung	Abruf
Episodisches Gedächtnis	Limbisches System, präfrontaler Cortex	Cerebraler Cortex (vorwiegend Assoziationsareale), limbische Strukturen	Frontotemporaler Cortex (rechts), limbische Strukturen
Semantisches Gedächtnis	Präfrontaler Cortex, limbisches System	Cerebraler Cortex (vorwiegend Assoziationsareale)	Frontotemporaler Cortex (links)
Perzeptuelles Gedächtnis	Posteriore sensorische Cortexgebiete	Posteriore sensorische Cortexgebiete	Posteriore sensorische Cortexgebiete
Priming	Primäre und Assoziationscortices	Primäre und Assoziationscortices	Primäre und Assoziationscortices
Prozedurales Gedächtnis	Basalganglien, prämotorische Areale	Basalganglien, prämotorische Areale	Basalganglien, prämotorische Areale

6.4 Stress und Gedächtnis

Gedächtnisleistungen können durch diverse Faktoren beeinflusst werden. Hirnschädigungen aufgrund von neurodegenerativen Erkrankungen (z. B. Alzheimer'sche Demenz) oder neurologischen Krankheiten (z. B. Epilepsie, Morbus Parkinson) sind die häufigste Ursache von Gedächtnisstörungen (Thöne-Otto & Markowitsch, 2004). Aber auch Umwelteinflüsse können Gedächtnisfunktionen mindern. Einer der am besten untersuchten Umweltfaktoren, die das Gedächtnis beeinträchtigen können, ist dauerhafter oder kurzfristig massiv auftretender Stress (Piet & Manzoni, 2010). Dabei sind es vor allem subjektiv unkontrollierbare Stresssituationen, die zu einer gesteigerten Freisetzung von Stresshormonen (den so genannten Glucocorticoiden) führen. Gleichwohl nicht unumstritten, gehen einige Forscher davon aus, dass ein chronisch erhöhtes Niveau an Stresshormonen im Organismus sich schädigend auf Nervenzellen auswirken bzw. deren Alterungsprozess beschleunigen kann. Massiver oder chronischer Stress führt (vermittelt über den Hypothalamus) zunächst zu einer erhöhten Freisetzung des adrenocorticotropen Hormons (ACTH) aus der Hirnanhangsdrüse (Hypophyse). ACTH wiederum bewirkt eine verstärkte Ausschüttung von Glucocorticoiden aus der Nebennierenrinde. Man spricht hier insgesamt von der „Hypothalamus-Hypophysen-Nebennierenrinden-Achse". Glucocorticoide – so die Vorstellung (vgl. z. B. Porter & Landfield, 1998) – können Nervenzellen schädigen, indem sie neuronale Stoffwechselvorgänge hemmen und eine verstärkte Produktion neurotoxischer Substanzen (z. B. Beta-Amyloidfragmente) bewirken. Davon könnten insbesondere die Pyramidenzellen der hippocampalen Formation betroffen sein, die eine hohe Dichte an Rezeptoren (Empfangsstellen) für diese Stresshormone haben. In der Folge eines erhöhten Einwirkens von Glucocorticoiden auf Nervenzellen kommt es zunächst zu einer Reduktion der synaptischen Aktivitäten, d. h., dass die Kommunikation zwischen Nervenzellen gestört wird. Dies geht einher mit einer Abnahme der Dichte der Dornen und Dendriten, die wie eingangs beschrieben, die Inputzone von Neuronen darstellen.

Da hippocampale Pyramidenzellen besonders anfällig für diese Stress vermittelten Effekte zu sein scheinen, kann es in der Folge zu einer Schrumpfung des Hippocampus kommen und damit einhergehend zu Beeinträchtigungen der Gedächtnisleistungen. Abbildung 12 veranschaulicht den Zusammenhang zwischen Stress, der Stressdauer und -intensität und möglichen krankhaften Änderungen von Nervenzellen. Zusammenhänge zwischen Stress und frühzeitigem kognitivem Altersabbau werden wiederholt postuliert (Pardon, 2007; Porter & Landfield, 1998).

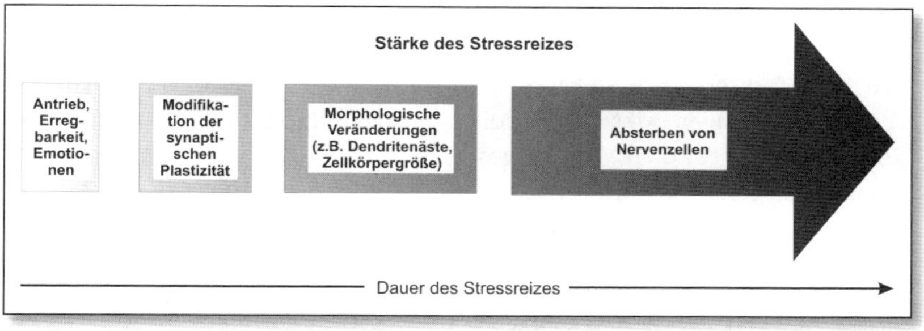

Abb. 12: Mögliche Auswirkungen von Stress auf das Nervensystem. Abhängig von Dauer und Intensität von Stressreizen können sowohl positive Effekte (bei kurzfristigem Stress geringer Intensität) als auch negative Effekte bis hin zu neurotoxischen Einflüssen (bei lang anhaltendem oder/und sehr massivem Stress) entstehen.

Eine gesteigerte Ausschüttung von Stresshormonen kann jedoch kurzfristig sowohl negative als auch positive Effekte auf Lern- und Gedächtnisleistungen haben (vgl. tierexperimentelle Arbeiten von z. B. McGaugh, 2004; Roozendaal, Okuda, de Quervain & McGaugh, 2006; Roozendaal, Okuda, Van der Zee & McGaugh, 2006). Dies gilt im Grundsatz auch für Menschen (Wolf, 2009), wenngleich es auch Studien gibt, die eine Differenzierung zwischen der Einspeicherungs- und der Abrufleistung hinsichtlich der Anfälligkeit für stressinduzierte Effekte demonstrieren konnten. Eine stärkere Erregung während des Prozesses der Einspeicherung von Lernmaterial scheint mit besseren Leistungen einherzugehen (z. B. Buchanan & Lovallo, 2001), wohingegen beim Abruf zuvor gelernter Inhalte negative Effekte durch eine erhöhte Konzentration an Stresshormonen zu verzeichnen sind (Kuhlmann, Kirschbaum & Wolf, 2005; Kuhlmann, Piel & Wolf, 2005). Dieser Befund ist im Einklang mit Arbeiten, die bei Patienten mit Abrufstörungen (d. h. Personen mit einer retrograden Amnesie) geänderte Konzentrationen an Stresshormonen berichten (z. B. Wolf, Fujiwara, Luwinski, Kirschbaum & Markowitsch, 2005). Ebenso legen Studien, die autobiographisches Erinnern bei Patienten mit Posttraumatischer Belastungsstörung untersucht haben (Bremner, et al., 2003; Elzinga & Bremner, 2002), nahe, dass es einen Zusammenhang zwischen Stress, hormoneller Antwort auf anhaltenden Stress und geminderten Erinnerungsleistungen gibt. Neue Studien legen sogar nahe, dass ein stressreiches Leben auf die Nachkommen übertragbar oder gar vererbbar sei (Federenko, et al., 2006; Yehuda, Harvey, Buchsbaum, Tischler & Schmeidler, 2007; Yehuda, Schmeidler, Wainberg, Binder-Brynes & Duvdevani, 1998).

6.4.1 Dissoziative Amnesien

Wie schon in Abschnitt 4 am Beispiel des Falls AMN erläutert, können massive Stresszustände insbesondere dann, wenn Vorschädigungen in Form von Vernachlässigungen oder Misshandlungen in Kindheit und Jugend vorliegen (Fries, Shirtcliff & Pollak, 2008; Fries, Ziegler, Kurian, Jacoris & Pollak, 2005), zu einem so genannten mnestischen Blockadesyndrom führen – einer Unfähigkeit, biographische Erlebnisse bewusst abzurufen bei gleichzeitigem Erhalt der Fähigkeit, neutrales Wissen neu zu erwerben (Brand & Markowitsch, 2009; Markowitsch, 1998, 1999a, 2000a, 2001, 2002, 2009c; Markowitsch, Kessler, Russ, et al., 1999; Reinhold & Markowitsch, 2009).

Wir haben mit einer Reihe von Einzelfallanalysen belegt, dass Stress- und Trauma-Erlebnisse zu anhaltenden Gedächtnisblockaden – teilweise verbunden mit weiteren kognitiven Störungen – führen können. Hierbei zeigte sich, dass in so gut wie allen Fällen schwerwiegende Missbrauchserlebnisse in der Vergangenheit vorlagen (z. B. Brand, et al., 2009; Fujiwara, et al., 2008; Markowitsch, Calabrese, et al., 1997; Markowitsch, Fink, Thöne, Kessler & Heiss, 1997; Markowitsch, Kessler, Kalbe & Herholz, 1999; Markowitsch, Thiel, Kessler, von Stockhausen & Heiss, 1997; Reinhold & Markowitsch, 2007; Staniloiu, et al., 2009).

Während Zusammenhänge zwischen Missbrauch und Gedächtnisblockaden schon seit rund 100 Jahren bekannt waren und Freud in einer Vielzahl von Schriften auf Zusammenhänge zwischen diesen hinwies (s. z. B. Langnickel & Markowitsch, 2010), erbrachte erst die neuere Forschung Einsichten in neurobiologische Korrelate von Stress- und Trauma-Zuständen. Die Freisetzung von Stresshormonen scheint dann, wenn Copingstrategien gegen Stresszustände fehlen oder unzureichend ausgebildet sind, eine Art Circulus vitiosus zu initiieren, der bei weiteren Stresserlebnissen zu einer Blockade der normalen Synchronisation von emotionalen und Fakten-bezogenen Anteilen der Informationsverarbeitung führt (Markowitsch, 2009c). Konsequenzen können dann Abruf-, in manchen Fällen aber auch Einspeicherblockaden für Episoden, also autobiographische Erlebnisse, sein.

So fanden wir, dass eine 27jährige Jurastudentin nach zwei gleichartigen Autounfällen unfähig wurde, sich neue Ereignisse, aber auch neutrale Episoden bleibend bewusst einzuprägen – sie ist sozusagen auf dem Kenntnisstand von 1994 eingefroren (Markowitsch, Kessler, Kalbe, et al., 1999). In einem anderen Fall führten zwei gleichartige, aber fünf Jahre auseinanderliegende Stressereignisse zu einer Blockade der Neueinspeicherung; der Patient hat – ähnlich wie die Jurastudentin – ein Gedächtnis für einen Zeitraum von circa vier Stunden (Staniloiu, Borsutzky & Markowitsch, 2010). Interessanterweise wurde auch von Smith und Mitarbeitern (2010) unter dem Titel „Losing memories overnight" von einer Patientin berichtet, die das gleiche Phänomen aufwies. Im Unterschied zu den Patienten mit retrograder, psychisch bedingter Amnesie, können die Patienten mit anterograder dissoziativer Amnesie sich auch kaum noch neutrale Fakten neu aneignen.

Die These, dass Stressereignisse zu Gedächtnisstörungen führen, ist vielfach belegt (s. Kühnel & Markowitsch, 2008). Besonders umfassend dokumentiert wurde dabei einer unserer Patienten in dem Buch von Kuno Kruse (2010) *„Der Mann, der sein Gedächtnis verlor"*. Fries et al. (2005) zeigten in einer sehr beachteten und häufig zitierten Arbeit auf, dass negative frühkindliche Erfahrungen – Unterbringung in osteuropäischen Waisenhäusern unter katastrophalen Bedingungen – zu einer nachhaltigen Veränderung im Hormonhaushalt der so behandelten Kinder führte. Sie untersuchten die Freisetzung von Bindungshormonen an Kindern, die die ersten 3 oder 4 Lebensjahre in russischen und rumänischen Waisenhäusern verbracht, dann aber von US-amerikanischen Eltern adoptiert und in deren Familien integriert worden waren. Die zum Untersuchungszeitpunkt 6- oder 7-jährigen Kinder wurden unter einer so genannten Ruhebedingung und in Interaktion mit der Mutter (auf dem Schoß sitzen, streicheln, kitzeln) auf die Freisetzung der Bindungshormone Oxycotin und Vasopressin untersucht. Oxycotin wird beispielsweise bei der Brustmilchfütterung von Mutter und Baby freigesetzt, um die Bindung zwischen beiden zu stärken. Aber auch bei Erwachsenen wird Oxytocin während des Geschlechtsverkehrs freigesetzt. Wie sich herausstellte, setzten die ehemaligen Waisenkinder im Vergleich zu den eigenen Kindern der Eltern nur sehr wenig Bindungshormone (unter beiden Untersuchungsbedingungen) frei, was die Autoren sehr negativ kommentierten, in dem sie äußerten, dass frühkindliche Stresserlebnisse nicht nur prägend für das weitere Leben seien, sondern auch kaum noch korrigiert werden könnten.

Auch die allermeisten unserer Patienten mit dissoziativen Amnesiezuständen behielten oder behalten diese über Jahre, teilweise schon über einen Zeitraum von 10, 15 Jahren. Wir haben uns deswegen in einer Untersuchung mittels Positronenemissionstomographie die Frage gestellt, welche Hirnregionen bei Patienten mit dissoziativen Amnesien nicht mehr ausreichend arbeiten (Brand, et al., 2009). Ergebnis war, dass primär der untere rechte Stirnhirnbereich unzureichend aktiviert war, darüber hinaus auch das Übergangsgebiet in den vorderen rechten Schläfenlappenbereich. Damit fanden sich in dieser an 14 Patienten durchgeführten Untersuchung genau die Hirnbereiche deaktiviert, die sich auch in Einzelfallstudien als betroffen herausgestellt hatten (Markowitsch, 1999a, 1999c). Eine neurologisch-organische Schädigung dieser Hirnregionen führt gleichermaßen zu retrograder autobiographischer Amnesie (Kroll, Markowitsch, Knight & von Cramon, 1997;

Markowitsch, Calabrese, Haupts, et al., 1993; Markowitsch, Calabrese, Liess, et al., 1993) und die Erinnerung an vergangene Lebensereignisse aktiviert diese Region in funktionellen Bildgebungsstudien (Fink, et al., 1996). Dies führte LaBar und Cabeza (2006) zu der These, dass insbesondere emotional besetzte autobiographische Ereignisse über das rechte fronto-temporale Cortexgebiet aktiviert werden.

Wichtiges Resümee für das Metier Schule ist: Stress stellt eine Anpassung an widrige Umweltbedingungen dar. Stress unmittelbar motorisch ausagieren zu können, war in der Steinzeit die adäquate Art auf ihn zu reagieren – gleich, ob man Streit mit einem Nebenbuhler hatte oder im Kampf mit einem Bären stand. Stress nicht ausagieren können, sondern ihn in sich hineinfressen zu müssen, ist heutzutage eine zunehmend auftretende Situation: Man ist den Anweisungen der Direktorin ausgeliefert oder steht im morgendlichen Verkehrsstau. Für Schüler ist dies auf anderen Gebieten noch weit mehr Alltag. Sie sind grundsätzlich den „Autoritätspersonen“ weit mehr ausgeliefert als Erwachsene und sollen ja erst lernen, mit Enttäuschungen und widrigen Lebensumständen umzugehen. Erziehung beinhaltet Erziehung zur Frustrationstoleranz. Es ist jedem einleuchtend, dass hier externe wie interne Lebensumstände wesentlich die Reagibilität auf Stress und Frustration bedingen: Eine inadäquate Kinderstube, Streit mit und zwischen den Eltern oder Elternteilen, eine Aufmerksamkeitsdefizit-Hyperaktivitäts-Problematik, oder Mobbing durch Klassenkameraden können schnell „eine dünne Haut“ verursachen und damit die Stressschwelle weiter senken. Hier gilt es also, Kinder und Jugendliche zu erkennen, die erhöht stressanfällig sind und damit eines erhöhten Grades an Zuwendung und Behutsamkeit bedürfen.

Aber die Forschung zu stressbedingten Gedächtnisblockaden lehrt auch, dass man Heranwachsenden beibringen sollte, dass zustandsabhängiges Erinnern im Alltagsleben eine nicht zu unterschätzende Rolle spielen kann und das „Zungenphänomen“ gerade bei mündlichen Prüfungen auftreten kann. Man erlebt dies gerade im Prüfungsalltag mit Studierenden, die in der mündlichen Prüfung (in Anwesenheit von Professor, Beisitzer und Schriftführer) sagen, zu Hause hätten sie alles ganz prima gewusst, jetzt hätten sie aber eine Art Brett vor dem Kopf, sie kämen nicht auf die richtige Information. Dies mag dann damit zu tun haben, dass sie zu Hause auf dem Sofa beim Glas Wein ihr Lehrbuch studierten und damit die (entspannte) Einspeichersituation nicht der (angespannten) Abrufsituation entsprach, was zu der Erinnerungsblockade führte. Auch ist – wie häufig in motivationalen und die Wahrnehmung und Erinnerung betreffenden Bereichen der Psychologie – die einer umgekehrten U-Kurve folgende Leistung zu beachten: ein mittleres Stressniveau ist einem zu geringen oder zu hohen Niveau vorzuziehen.

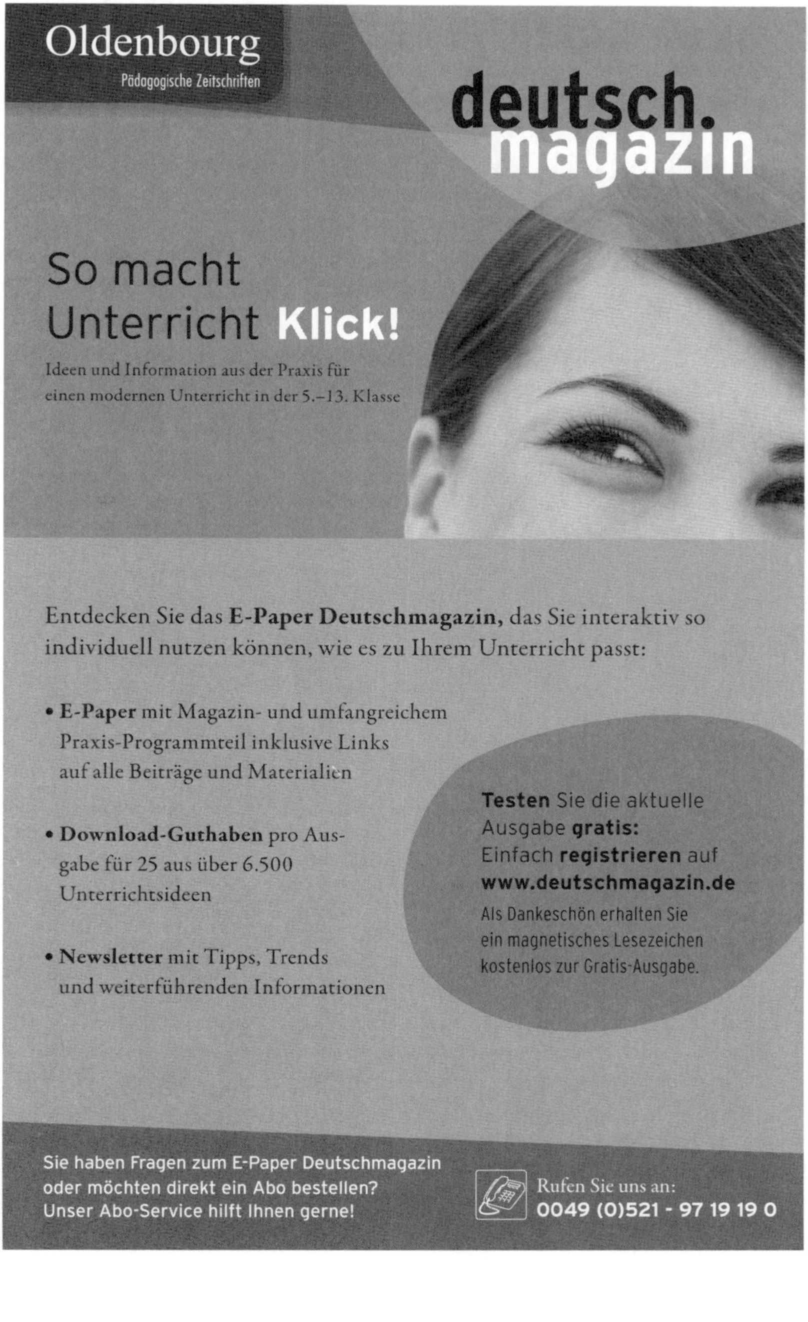
Oldenbourg
Pädagogische Zeitschriften
deutsch.
magazin
So macht
Unterricht Klick!
Ideen und Information aus der Praxis für
einen modernen Unterricht in der 5.–13. Klasse
Entdecken Sie das E-Paper Deutschmagazin, das Sie interaktiv so individuell nutzen können, wie es zu Ihrem Unterricht passt:
• E-Paper mit Magazin- und umfangreichem Praxis-Programmteil inklusive Links auf alle Beiträge und Materialien
• Download-Guthaben pro Ausgabe für 25 aus über 6.500 Unterrichtsideen
• Newsletter mit Tipps, Trends und weiterführenden Informationen
Testen Sie die aktuelle Ausgabe gratis:
Einfach registrieren auf
www.deutschmagazin.de
Als Dankeschön erhalten Sie ein magnetisches Lesezeichen kostenlos zur Gratis-Ausgabe.
Sie haben Fragen zum E-Paper Deutschmagazin oder möchten direkt ein Abo bestellen? Unser Abo-Service hilft Ihnen gerne!
Rufen Sie uns an:
0049 (0)521 - 97 19 19 0

7 Zusammenhang zwischen neurobiologischen Grundlagen von Lernen und Gedächtnis und schulischem Lernen

7.1 Lernen und Abrufen

„Non scholae, sed vitae discimus/Nicht für die Schule lernen wir, sondern für das Leben". Dieser Satz wurde wohl nahezu von jedem Schüler und jeder Schülerin im Laufe seiner oder ihrer Schulkarriere schon einmal gehört. Dieser Satz will ausdrücken, dass wir uns im Rahmen schulischen Lernens Kenntnisse aneignen, die wir später in unserem Leben benötigen oder zumindest nutzen können. Eine wichtige Komponente dabei ist, dass wir Fähigkeiten und Fertigkeiten vertiefen bzw. erwerben, die es uns ermöglichen, uns in neuen Situationen (d. h. eben auch außerhalb der Schule) zurechtzufinden. Eine wesentliche Voraussetzung dafür ist, dass wir das Lernen lernen, also die Aneignung neuer Kenntnisse. Aber wie funktioniert Lernen? Was können oder müssen wir tun, um „richtig" zu lernen? Lernen ist, das wurde durch die Ausführungen zu neurobiologischen Grundlagen von Lernvorgängen bereits deutlich, kein passiver Vorgang. Ausschließliches Konsumieren von Inhalten führt also nicht zum Erwerb von Kenntnissen, die angewandt und auf deren Grundlage lebenslang neue Kenntnisse aufgebaut werden können. Einen Überblick zum Thema lebenslanges Lernen gibt Spitzer (2002). Wollen wir Informationen längerfristig abspeichern und später nutzen, müssen unsere Nervenzellen aktiviert werden. Zwar gibt es durchaus auch unbewusste, „passive" Lernvorgänge (vgl. Ausführungen zu Priming in Abschnitt 6.1). Wenn wir aber über Lernen im Sinne einer bewussten Aufnahme und Speicherung (komplexer) Informationen sprechen, bedarf es einer aktiven Aus-einandersetzung mit den zu lernenden Inhalten.

Einige Grundsätze des Lernens gelten mehr oder weniger für alle lernenden Personen (und für die verschiedenen Inhalte, die man lernen kann). Zunächst einmal ist Lernen direkt mit Gedächtnis assoziiert, d. h., dass Lernen verstanden werden kann als Teil einer Gedächtnisleistung bzw. als bestimmter Gedächtnisprozess (Einspeicherung und Ablagerung von Informationen, vgl. Abschnitt 6.1). Ein allgemeines Merkmal von Lernprozessen ist der modalitätsspezifische Abruf. Darunter versteht man, dass es für die meisten Menschen einfacher ist, Inhalte in der gleichen Modalität zu erinnern, in der sie aufgenommen wurden. Beispielsweise können wir den Text eines Liedes einfacher durch Nachsingen erinnern, als ihn ohne musikalische Begleitung aufzusagen. Erweitert werden kann dieses Konzept auf den Begriff „zustandsabhängiges" Lernen und Abrufen. Damit ist gemeint, dass nicht nur die Modalität des Gelernten eine Rolle spielt, sondern auch der Zustand, in dem sich der Lernende befindet. Dazu ein Beispiel, das viele Schüler und Schülerinnen vielleicht aus eigener Erfahrung kennen: Vor einer Klassenarbeit werden zu Hause Vokabeln gelernt. Dabei läuft dauerhaft der MP3-Player mit schöner Musik, vor dem Lernenden steht eine große Tasse Kakao und er betrachtet fortwährend seine oder ihre Poster an den Zimmerwänden. Die fleißige Schülerin hat so stundenlang die Vokabeln gelernt und kann sie fehlerfrei aufsagen (d. h. abrufen). Am nächsten Tag ist sie zuversichtlich, auch bei der Klassenarbeit alle Vokabeln erinnern zu können. Das Gegenteil ist der Fall; die Aufgaben werden verteilt und der Schülerin oder dem Schüler wollen partout die Vokabeln nicht einfallen. Was ist passiert? Sind die Vokabeln aus ihrem oder seinem Gedächtnis gelöscht? Die Antwort lautet: wahrscheinlich „nein". Dies kann leicht geprüft werden, etwa wenn er oder sie später zu Hause im eigenen Zimmer erneut versucht, die Vokabeln wiederzugeben. Wahrscheinlich klappt hier der Abruf fehlerfrei. Was also ist mit dem Wissen geschehen? Warum funktionierte der Abruf in der Schule nicht? Eine Erklärung hierfür liefert natürlich die Interaktion zwischen Stress und Gedächtnis, auf die bereits in Abschnitt 6.4 eingegangen wurde. War die Schülerin oder der Schüler etwas nervös, weil es eine sehr wichtige Arbeit war, kann der massive Stress kurzfristig zu einer mnestischen Blockade (bzw. dem viel zitierten „Brett vor dem Kopf") geführt haben. Aber auch bei Schülern, die eine Klassenarbeit als weniger stressig erleben, kann es zu den beschriebenen Abrufstörungen kommen, und zwar deshalb, weil sich der Zustand der Person während des Abrufs (in der Schule) von dem während des Lernens (zu Hause) unterscheidet. Nicht nur, dass Modalitätseffekte auftreten können; dann wenn gelernt wurde, die Vokabeln mündlich wiederzugeben, bei der Klassenarbeit aber „plötzlich" die Begriffe aufgeschrieben werden müssen. Auch der gemütliche Zustand mit Musik und Kakao während des Lernens im Gegensatz zum ungemütlichen Zustand während des Abrufens kann dazu beitragen, dass die Vokabeln weniger gut erinnert werden können. Hinzukommt, dass auch einige der Umgebungsvariablen während des Lernens als Abrufhilfen funktioniert haben. Beispielsweise könnte der/die Lernende (unbewusst) den Abruf einzelner Begriffe mit einem bestimmten Liedstück oder sonstigen Reizen in ihrem/seinem Zimmer verbunden haben. Diese Abrufhilfen fehlen jedoch im Klassenzimmer. Aus gedächtnispsychologischer Perspektive, um das Beispiel nun wieder von der abstrakten Ebene aus zu beleuchten, weiß man, dass der Abruf dann besser gelingt, wenn sich der Zustand des Lernens und der Zustand des Abrufens gleichen. Zusätzlich zu den im Beispiel genannten Umgebungsreizen spielt dabei auch die eigene Stimmung eine wichtige Rolle (zum Zusammenhang zwischen Emotion und Gedächtnis vgl. Abschnitt 6).

Schauen wir uns die Abrufbedingungen noch etwas genauer an. Die Abrufleistung einer Person ist unter anderem davon abhängig, welche Reize in der Umwelt einen Abruf anregen (triggern) können. Der ganz freie Abruf, d. h. ohne Abrufhilfen aus der Umgebung, ist am schwierigsten. Unter freiem Abruf verstehen wir eine Erinnerungsleistung ohne externe Hilfen, d. h. wenn wir auf eine offene Frage wie z. B. „Wer ist zurzeit Arbeitsministerin?“ antworten müssen. Um hierauf korrekt antworten zu können, müssen wir entweder den Namen „einfach wissen“, d. h. gut in unserem semantischen Gedächtnis gespeichert haben, oder wir müssen intern generierte (eigens kreierte) Abrufhilfen verwenden. Etwas leichter ist der Abruf mit externen Hinweisreizen. Ein solcher Hinweisreiz könnte z. B. sein: „Der Vorname der Arbeitsministerin fängt mit U an“). Auch könnte man andere Abrufhilfen anbieten, die das Erinnern begünstigen (z. B. weitere Informationen zum Aussehen oder früheren Tätigkeiten anbieten). Die einfachste Abrufleistung ist die so genannte Rekognition, d. h., dass wir aus einer Auswahlliste den richtigen Namen – um beim Beispiel zu bleiben – wieder erkennen sollen. So ist es z. B. für die meisten Personen sehr einfach, auf die Frage „Wer ist aktuell Arbeitsministerin?“ die richtige Antwort zu geben, wenn man die Frage mit dem Zusatz ergänzt „Uschi Blumenhaus“ oder „Ursula von der Leyen“.

Auch was die Einspeicherung von Informationen angeht – also das, was häufig unter Lernen im engeren Sinne verstanden wird – gibt es einige allgemeine Grundsätze. So ist es z. B. einfacher, selbst komplexe Informationen aufzunehmen und abzuspeichern, wenn wir das zu lernende Material organisieren können (vgl. Abschnitt 6). Unter Organisation der einzuspeichernden Informationen versteht man z. B. eine Kategorisierung von Einzelinformationen, das Bilden von Kategoriennamen und das Herausarbeiten weiterer Gemeinsamkeiten und Unterschiede des zu lernenden Materials. Für die Bildung von Kategorien können grundsätzlich alle Merkmale der zu lernenden Reize herangezogen werden. Häufig helfen dabei semantische Assoziationen (z. B. Vokabeln nach inhaltlichen Aspekten kategorisieren). Bei verbalem Material kann auch eine formal-lexikalische Kategorisierung (z. B. entsprechend des Anfangsbuchstabens) vorgenommen werden. Die Bildung von Kategorien ermöglicht erstens eine strategische Einspeicherung. Zusätzlich können die Kategoriennamen auch während des Abrufs der Inhalte als selbst generierte/interne Hinweisreize fungieren, die wie eben erläutert, den Abruf erleichtern.

7.2 Falsches Erinnern

Unser Gedächtnis funktioniert dennoch weit weniger „echt“ als wir häufig meinen. Mit anderen Worten: Unser Gehirn konstruiert erfahrungsabhängig (vgl. Markowitsch, 2009b) unsere Gedächtnisinhalte, die mal mehr und mal weniger genau mit den physikalischen Begebenheiten oder den „objektiv“ stattgefunden Ereignissen übereinstimmen. Selbst bei hirngesunden Personen mit vermeintlich guten Gedächtnisleistungen lassen sich so genannte *„false memories“* (falsche Erinnerungen) zeigen (vgl. Loftus, 2003).

Ein eindrucksvolles Experiment hierzu wurde von Wade und Kollegen durchgeführt (Wade, Garry, Read & Lindsay, 2002). Stellen Sie sich vor, man fragt Sie, ob Sie schon einmal in Ihrem Leben mit einem Heißluftballon gefahren sind. Vorausgesetzt, dass dies nicht zutrifft, würden Sie wahrscheinlich wahrheitsgemäß die Frage verneinen. Was aber passiert, wenn man Ihnen dann ein Foto zeigt, das Sie ganz eindeutig als Kind im Arm Ihres Vaters in einem Heißluftballon zeigt? Würden Sie sich von dem Bild überzeugen lassen? Vielleicht würden Sie denken, dass Sie dieses Ereignis nur gerade nicht erinnern konnten, dann aber – gestützt durch das Bild vor Ihnen – beginnen, sich doch an dieses Erlebnis zu „erinnern“. Genau dies untersuchten Wade und Kollegen. Sie sammelten zunächst über die Angehörigen der von ihnen untersuchten Probanden Kinderfotos. Anschließend bearbeiteten sie die Fotos, indem sie die Probanden virtuell in einen anderen Kontext – z. B. in einen Heißluftballon – setzten. Das so bearbeitete Foto sah täuschend echt aus und suggerierte den Probanden, sie hätten wirklich als Kind mit ihrem Vater eine Ballonfahrt unternommen (die allerdings niemals wirklich stattgefunden hatte). Anschließend legten die Untersucher ihren Versuchspersonen diese Fotos, die angeblich aus ihrer Biographie stammten, vor und befragten sie zu den dargestellten Ereignissen. Da das Foto offensichtlich für die Probanden ein so starker Beweis dafür war, dass das Ereignis stattgefunden haben musste, fingen die Probanden an, „Erinnerungen“ daran abzurufen: Sie beschrieben die Situation so, als ob sie sie wirklich erlebt hätten.

Mittels funktioneller Kernspintomographie, bei der die Sauerstoffversorgung des Gehirns gemessen wird, lässt sich demonstrieren, welche Hirnstrukturen bei der Produktion von falschen Erinnerungen aktiv sind. In einer aktuellen Untersuchung in unserer Arbeitsgruppe zeigten wir gesunden Probanden zunächst einen kurzen Film, der ganz gewöhnliche Alltagsaktivitäten beinhaltete. Anschließend wurden den Versuchspersonen Standbilder aus dem Film präsentiert sowie Bilder von Situationen, wie sie im Film hätten auftauchen können, tatsächlich aber nicht enthalten waren. Die Probanden sollten bei jedem Bild angeben, ob sie es in dem Film zuvor gesehen hatten oder nicht. Dabei wurde die Hirnaktivität gemessen. Wenn Personen angaben, Bilder gesehen zu haben, die jedoch tatsächlich gar nicht in dem Film enthalten waren, wurden primär visuelle Regionen (visuelle Assoziationscortices beider Hirnhälften) aktiviert. Beim „echten" Erinnern dargebotener Ausschnitte waren hingegen mediale Stirnhirnanteile aktiviert, also Regionen, die häufig beim Abruf von Inhalten aus dem Langzeitgedächtnis aktiviert sind (Kühnel, Wörmann, Mertens & Markowitsch, 2008). Anders als der subjektive Eindruck kann das Hirn also bis zu einem bestimmten Ausmaß zwischen echten und unechten Erinnerungen unterscheiden. Da jedoch der visuelle Eindruck so stark zu sein scheint, reicht er offensichtlich aus, um uns glauben zu lassen, dass die dargebotenen Bilder wirklich wahrgenommen oder dargestellte Ereignisse wirklich erlebt worden sind. Einen Überblick über falsche Erinnerungen gibt auch das gleichnamige Buch von Kühnel und Markowitsch (2008).

7.3 Lerntypen

Neurowissenschaftliche Erkenntnisse geben Grund zur Annahme, dass es über verschiedene Individuen hinweg Grundprinzipien von Lern- und Gedächtnisvorgängen gibt. Die Distinktheit einzelner Gedächtnissysteme, die verschiedenen Prozesse der Informationsverarbeitung, die neurobiologischen Grundlagen (z. B. Langzeitpotenzierung, neurale Plastizität) sind nur wenige Beispiele dafür. Gleichwohl wissen wir aus Erfahrungen des Alltags, dass es sowohl intra- als auch interindividuelle Unterschiede hinsichtlich Lern- und Merkfähigkeitsleistungen gibt. Auch was den Abruf von Inhalten aus dem Altgedächtnis betrifft, unterscheiden sich unsere Leistungen sowohl intraindividuell (an manchen Tagen fällt es uns leichter, bestimmte Fakten oder Ereignisse zu erinnern, als an anderen, auch abhängig von Umgebungsreizen) als auch über verschiedene Personen hinweg.

So gibt es beispielsweise Personen, nennen wir sie „Rationalisten", die aus Interesse am Lernstoff motiviert sind, zu lernen, eher für verbales Material empfänglich sind, das logisch-analytisch betrachtet und gelernt werden kann. Sie haben ein gut ausgeprägtes Gedächtnis für Fakten, Wörter, Normen (vgl. semantisches Gedächtnis). Sie gehen planerisch und evaluatorisch an Lernmaterial heran und – will man die Hirnebene mit berücksichtigen – arbeiten vorrangig „linkshemisphärisch". Demgegenüber stehen Personen, die „Idealisten", die stärker ein Interesse an persönlichen Inhalten und dem/der

Lehrenden haben und dadurch motiviert sind, Lerninhalte aufzunehmen. Sie denken eher in Bildern und kreativen Assoziationen, folgen beim Lernen stärker ihrer Intuition und sind mehr an Meinungen und der Meinungsbildung als an Fakten interessiert. Ihr Denken ist eher ganzheitlich/holistisch. Um auch hier mit Ausdrücken der Neurowissenschaften zu arbeiten: solche Personen sind eher rechtshemisphärisch Lernende (Tab. 2).

Tabelle 2
Schematische Gliederung in Lerntypen

RATIONALISTEN	IDEALISTEN
Interesse am Stoff	Interesse an Lehrer/in
Linkes Hirn: detaillierte, sequentiell ablaufende Vorgänge Fakten, Wörter, Normen planen, messen, beurteilen, Allgemeines Gedächtnis, Weltwissen, Kenntnisse	Rechtes Hirn: ganzheitlich, simultan, gleichzeitig, holistisch Intuition, Denken in Bildern, Kreativität Meinungen, visuelles Denken, Persönliches Gedächtnis, Biographie

Selbstverständlich ist diese Charakterisierung eine vereinfachte Einteilung; man kann hierbei eher von relativen Dominanzen als von Absolutheiten sprechen. Und natürlich gibt es auch Mischformen, d. h. Personen, die sowohl ganzheitlich und persönlich/emotional motiviert lernen, als auch analytisch und faktenbasiert. Ebenso gibt es auch Lernende, die sowohl bildhaft, als auch auditiv/verbal Lernstoff aufnehmen. Des Weiteren gibt es Personen, die sehr gut im Kontext von sozialer Kommunikation lernen können, d. h. solche Personen, die den besten Lernerfolg haben, wenn sie den Lernstoff mit anderen Lernenden diskutieren („Lerngruppen"). Während andere Personen deutlich stärker davon profitieren, wenn sie sich alleine mit den Lerninhalten beschäftigen und eher zwei oder drei weitere Bücher zu Rate ziehen, als die Inhalte mit anderen Personen zu besprechen. Eine etwas differenziertere Einteilung von Lerntypen findet sich in Tabelle 3. Nicht zu vergessen ist jedoch auch hierbei, dass es sich lediglich um eine grobe Einteilung handelt und einzelne Lernende – abhängig z. B. von der Komplexität des Lernmaterials oder auch von der eigenen emotionalen Involviertheit in die Lerninhalte – durchaus auch verschiedene Lernstrategien anwenden können.

Tabelle 3
Lerntypen in Abhängigkeit unterschiedlicher Lernstile

Lerntypen	Lernstil
Eidetiker	Spontan-bildhafte Einprägefähigkeiten
Pacemaker	Buchleser mit individuell-optimaler Aufnahme- und Verarbeitungsgeschwindigkeit
Auditor	Primär durch Zuhören aufnehmend
Scriptor	Primär durch Mitschreiben oder Nacharbeiten aufnehmend
Groupie	Durch soziale Interaktion sich Wissen aneignend („in der Lerngruppe“)
Technikfreak	Computer und/oder Internet bevorzugend; evtl. „technik-gläubig“
Mischtyp	Von allem ein wenig, keine Präferenz

Auch scheint – gleichwohl nicht unumstritten – das Geschlecht eine Rolle für Lernen und Gedächtnis zu spielen. Jedoch kann man hier wohl kaum behaupten, dass ein Geschlecht dem anderen grundsätzlich hinsichtlich Lern- und Merkfähigkeitsleistungen überlegen sei. Man kann vielmehr unterschiedliche kognitive Stile mehr oder weniger gut vorrangig einem der beiden Geschlechter zuordnen. Mädchen und Frauen lernen nicht selten ganzheitlicher als Jungen und Männer, gehen eher polymodal (d. h. verschiedene Sinnessysteme nutzend) an Lernmaterial heran, nehmen stärker Bezug zu bisherigen (persönlichen) Erfahrungen und beziehen häufiger emotionale Aspekte in den Lernprozess ein. Jungen/Männer hingegen lernen nicht selten unimodal (d. h. mehr oder weniger auf eine Sinnesmodalität beschränkt), nehmen Information meist nüchterner und weniger holistisch auf, sind dafür jedoch detailorientierter (Kimura, 1999). Einige Forscher, darunter insbesondere Simon Baron-Cohen aus Cambridge, vermuten sogar, dass das weibliche Gehirn dafür prädestiniert ist, besser Emotionen verarbeiten und in kognitive Vorgänge einbauen zu können, während das männliche Gehirn – zwar analytisch genauer – emotionsloser arbeite. Phänomene wie Autismus mit so genannten Inselbegabungen (d. h., Fähigkeiten wie mathematische Operationen durchzuführen oder ein extrem gutes Gedächtnis für Details zu haben, dafür jedoch kein Mitgefühl für andere Menschen bzw. Schwierigkeiten bei der Interpretation von Gefühlen anderer aufzuweisen) seien – so die Vorstellung von Baron-Cohen und anderen Autismusexperten – die Folge eines extrem männlich arbeitenden Gehirns (Baron-Cohen, 2004).

7.4 Lebenslanges Lernen

Lern- und Gedächtnisleistungen werden jedoch nicht nur von persönlichen Stilen, der emotionalen Involviertheit oder dem aktuellen Stresserleben beeinflusst. Auch weitere Variablen determinieren den Lernerfolg. Ein wichtiger Faktor ist beispielsweise das Alter des Lernenden. Dies ist beispielsweise im Kontext von (allgemein) Erwachsenenbildung oder konkreter im Rahmen von Abendschulen und Lernen im Kontext des so genannten zweiten Bildungsweges bedeutsam.

Wir haben eingangs zwar bereits betont, dass die Mechanismen der neuralen Plastizität prinzipiell bis ins hohe Lebensalter erhalten bleiben. Dies ist auch im Grundsatz richtig und selbst Personen mit sehr hohem Lebensalter können neue Inhalte aufnehmen und längerfristig abspeichern. Dennoch unterliegt das Hirn im Ganzen und die neurobiologischen Mechanismen des Lernens im Speziellen altersassoziierten Änderungen (Überblick in Markowitsch, et al., 2005). Insbesondere episodische Gedächtnisleistungen nehmen mit steigendem Lebensalter ab. So ist z. B. eine deutliche Reduktion der Fähigkeit, sich an die Quellen von Gelerntem zu erinnern (genauer Zeit- oder Situationsbezug), zu verzeichnen. Auch die Einspeicherung von neuen Inhalten ist schwieriger, vor allem dann, wenn das einzuspeichernde Material komplex ist und einer Organisation bedarf (vgl. Brand & Markowitsch, 2004a).

Ebenso sind prospektive Gedächtnisleistungen im hohen Alter gemindert. Unter prospektiven Gedächtnisleistungen versteht man z. B. die Fähigkeit, sich in der Zukunft an Tätigkeiten zu erinnern, die man in der Vergangenheit geplant hat (ein Beispiel für eine geminderte prospektive Gedächtnisleistung wäre, dass man sich vornimmt, einer guten Bekannten am kommenden Tag zum Geburtstag zu gratulieren, dies dann aber vergisst bzw. sich erst zwei Tage später wieder daran erinnert).

Semantische Gedächtnisleistungen bleiben hingegen zumeist selbst bis ins sehr hohe Lebensalter intakt bzw. können sogar weiterhin zunehmen („kristalline Intelligenz", „Altersweisheit"). Gleichwohl gibt es auch Erkrankungen, deren primäres Symptom ein Abbau des semantischen Gedächtnisses ist. Ein Beispiel hierfür ist die so genannte semantische Demenz, die vorrangig mit einer Degeneration der Großhirnrinde, insbesondere des Frontallappens und des Schläfenlappens einhergeht.

Dass vor allem episodische Gedächtnisleistungen mit zunehmendem Alter abnehmen, liegt insbesondere daran, dass sowohl Strukturen, die man mit der Einspeicherung und dem Abruf episodischer Inhalte in Verbindung bringt (z. B. die Hippocampusformation), als auch solche, die indirekt mit

Gedächtnisleistungen assoziiert sind (z. B. das Stirnhirn; vgl. Ausführungen zur Bedeutung exekutiver Funktionen für Lern- und Merkfähigkeitsleistungen weiter oben) altersbedingten Volumenreduktionen und Änderungen der Stoffwechselprozesse unterliegen (vgl. Markowitsch, et al., 2005).

7.5 Gestaltung von Lernumgebungen

Was kann man aus den Ausführungen zu neurowissenschaftlichen Erkenntnissen zum Thema Lernen und Gedächtnis für die Gestaltung von Lernumgebungen ableiten? Zunächst muss unterschieden werden zwischen einer Reduktion der Anforderungen an das Gedächtnis und Strategien zur gezielten Erhöhung von Lern- und Gedächtnisleistungen (vgl. Brand & Markowitsch, 2006a). Dabei spielen grundsätzlich auch weitere Hirnleistungen eine nicht unwesentliche Rolle. Beispiele für Funktionen, die Lernen und Gedächtnis beeinflussen, sind Aufmerksamkeit und Konzentration, Problemlösefähigkeiten etc.

Um die Anforderungen an das Gehirn während der Aufnahme neuer Informationen zu reduzieren, sollte die Umgebung so geschaffen sein, dass die Aufmerksamkeit der Lernenden auf die relevanten Reize fokussiert werden kann. Durch Hervorhebung der wichtigen Informationseinheiten, ohne zu betonen, was alles nicht wichtig ist, kann die Aufmerksamkeit gelenkt werden. Kommentare wie: „Das blaue Auto auf der rechten Seite des Bildes brauchen Sie nicht zu beachten" lenken garantiert die Aufmerksamkeit aller Anwesenden genau auf das blaue Auto, nicht aber auf die Inhalte der linken Bildhälfte.

Zu Beginn einer Lerneinheit sollte ein grober Überblick über die zu bearbeitenden Inhalte gegeben werden. Dieser erfüllt zwei wichtige Funktionen: Erstens bereitet er die Lernenden auf die bevorstehenden Inhalte vor (im Sinne von Priming = unbewusste Verarbeitung, was später zu einer besseren Wiedererkennensleistung führt). Zweitens erleichtert ein Überblick zu Beginn der Lerneinheit das Erkennen der Struktur des Lernmaterials und dient als externale Einspeicherungshilfe im Sinne einer Organisation der Lerninhalte (vgl. Beispiel „Wortliste" lernen). Diese Organisationselemente können zudem beim späteren Abruf als Hinweisreize genutzt werden. Auch sollten Lernende aufgefordert werden, das zu lernende Material selbst zu strukturieren. Dabei sollten die einzelnen Lernstile Berücksichtigung finden. Während einer Person das Erstellen von bildhaften Merkhilfen (so genannte *mind maps*) helfen kann, die Struktur besser zu verstehen und zu behalten, profitieren andere Personen eher von einer nummerierten Gliederung des Lernstoffs.

Das folgende Beispiel kann diesen Punkt vielleicht veranschaulichen. Versuchen Sie sich jetzt an die bisher in diesem Text beschriebenen Inhalte zu erinnern. Welche Information haben Sie sich gemerkt? Versuchen Sie, sich an die eingangs dargestellte Gliederung zu erinnern. Welche Gliederungspunkte fallen Ihnen ein? Nun können Sie probieren, sich an die einzelnen Unteraspekte der Hauptthemen zu erinnern und dadurch Stück für Stück die einzelnen Gliederungsebenen mit Inhalt füllen. Sie können sich auch selbst testen und anhand von Abbildung 1 überprüfen, welche Hauptteile des Textes Ihnen noch eingefallen sind. Außerdem können Sie schauen, welche der beiden in Abbildung 1 dargestellten Gliederungsformen (rein verbal vs. bildhaft) ihrer gerade selbst generierten (oder erinnerten) Strukturierung entspricht. Haben Sie sich die einzelnen Überschriften eher verbal vorgestellt? Oder haben Sie die einzelnen Themen eher in Form eines Schaubildes d. h. bildhaft rekonstruiert? Und wenn Sie nun noch einmal Abbildung 1 a und b betrachten, welche Darstellungsform wird Ihnen wahrscheinlich eine größere Hilfe sein, um die Struktur des Textes und damit die Inhalte längerfristig abzuspeichern?

Werden neue Lerninhalte vermittelt, können Bezüge zu bereits behandelten Themen hilfreich sein, um stabile Assoziationen zu knüpfen. Je nach Lerntyp (vgl. oben) kann eine Diskussion mit anderen Lernenden dazu beitragen, solche Verknüpfungen mit bereits behandelten Themen herzustellen. Auch können bei Gruppendiskussionen Einspeicherungshilfen ausgetauscht werden (z. B. „Ich merke mir die Hauptstädte amerikanischer Staaten, indem ich …“). Zudem stellt die Lernsituation selbst eine distinkte Episode dar, dessen Kontext ebenfalls eine Abrufhilfe sein kann (z. B. „Ich erinnere mich daran, dass Katrin immer ‚Washington D.C.‘ und den Staat ‚Washington‘ verwechselt hat“). Im Sinne eines „Quellengedächtnisses“ (vgl. Schacter, 1996) erleichtert das Erinnern von Kontextinformationen auch den Zugriff auf Detailinformationen.

Inhalte, bei denen die Lernenden einen persönlichen Bezug, ein eigenes Interesse oder eine Alltagsrelevanz erkennen können, werden häufig tiefer verarbeitet als allgemeine Inhalte ohne subjektive Bedeutung (Ausnahmen sind Personen, die persönliche Freude empfinden, wenn sie kontextfreie Fakten lernen und für die der Lernerfolg selbst, unabhängig vom Lerninhalt motivierend wirkt).

Abschließend sei noch die Rolle des Lehrenden betont. Ein motivierter und motivierender Lehrer kann die Lernmotivation von Lernenden positiv beeinflussen (vgl. Roth, 2003, 2004). Diese Erkenntnis mag banal klingen – aus der Perspektive der neurowissenschaftlichen Gedächtnisforschung lässt sie sich jedoch gut erklären und gewinnt dadurch an Bedeutung. Positive

Emotionen und insbesondere ein Gefühl der Belohnung und Verstärkung während des Lernens wirken sich auf verschiedenen Hirnebenen vorteilhaft für den Lernerfolg aus. Wie oben dargestellt, werden emotionale Inhalte i.d.R. leichter eingespeichert und erinnert. Auch aktivieren positive Emotionen während des Lernens das oben beschriebene Belohnungssystem im Hirn, das verhaltensverstärkend wirkt. Motiviertes Lernen ist also nicht nur erfolgreicher, es fühlt sich auch besser/belohnender für ein Individuum an, was wiederum den Lernerfolg positiv beeinflusst.

Trotz der genannten unterstützenden Maßnahmen wissen die meisten Menschen aus eigener Erfahrung, dass es nicht immer einfach ist, sich all das zu merken, was man sich gerne einprägen möchte. Und andererseits können wir manche Ereignisse nicht vergessen, obwohl wir das vielleicht beabsichtigen. Unser Gedächtnis hat – so erscheint es uns vielleicht von Zeit zu Zeit – seine eigenen Regeln, die von uns nur mehr oder minder beeinflusst werden können. Und nicht immer gelingt es uns, uns mit unserem Gedächtnis zu „arrangieren". Hierzu formulierte Daniel Schacter sehr treffend „sieben Gedächtnissünden" (Schacter, 2001a), um zu beschreiben, wie wir erinnern und vergessen. Eine Zusammenfassung hiervon findet sich in Tabelle 4.

Tabelle 4
Die sieben Gedächtnissünden (modifiziert nach Schacter, 2001a)

„Sünde"	Kurzbeschreibung
Flüchtigkeit	Verfügbare Information ändert sich mit der Zeit
Unaufmerksamkeit	Geistiges Abdriften
Blockierung	„Zungenphänomen" (man will sich unbedingt erinnern, kommt aber nicht an die Information heran, obwohl man weiß, dass man die Antwort kennt); mnestisches Blockadesyndrom
Falsche bzw. Fehlzuordnung	Verwechseln von Zeit, Ort, Person oder Situation; Einordnen eines Gedächtnisinhalts in einen anderen Kontext, Verwechslung der „Quelle" der Erinnerung
Suggestibilität	Beeinflussbarkeit; Anpassung des Gedächtnisses an Anforderungen aus der Umwelt und dabei Verfälschung des Gedächtnisinhalts
„Bias"	Abhängigkeit des Gedächtnisses von Kenntnissen, Erfahrungen und (Glaubens-)Ansichten bzw. Überzeugungen
Persistenz	Unfähigkeit, vergessen zu können

8 Schlussfolgerung

Das menschliche Gehirn ist ein lebenslang plastisches Organ, das sich in Interaktion mit seiner Umwelt entwickelt und weiterentwickelt. Die Ausführungen sollten demonstrieren, dass die Hirnforschung auf verschiedenen Ebenen zu einem besseren Verständnis von Lern- und Gedächtnisprozessen beitragen kann. Die Neurobiologie versucht zu beschreiben, wie auf Ebene der Nervenzellen Lernen stattfindet und wodurch Lernprozesse beeinflusst werden. Auf Ebene der Neuroanatomie geht es darum, das Zusammenwirken zwischen spezifischen Hirnregionen, die an Gedächtnis und anderen Funktionen beteiligt sind, besser zu verstehen. Ziel neuropsychologischer Forschung ist es, sowohl auf Hirn- als auch auf Verhaltensebene Lernen und Gedächtnis nicht isoliert von anderen Funktionen (Problemlösefähigkeiten, Emotionsverarbeitung) zu betrachten, sondern Interaktionen zwischen diesen Hirnleistungen zu ergründen. So weiß man inzwischen, dass die Verarbeitung emotional bedeutsamer Gedächtnisinhalte Hirnstrukturen einbezieht, die über die typischerweise mit Gedächtnis in Verbindung gebrachten Regionen hinausgehen. Auch weiß man heutzutage, dass das Lernen von Inhalten stark an andere mentale Funktionen höherer Ordnung gebunden ist, wie kognitive Flexibilität, Kategorisierungs- und Abstraktionsvermögen und Zielüberwachung. Aus den genannten Befunden lassen sich Implikationen für die Gestaltung von Lernsituationen ableiten. Ebenso sind Lernmotivation und Verstärkung entscheidende Determinanten des Lernerfolgs; ebenso wie die Vermeidung von zu starkem Stress, der blockierend wirken kann.

Zusammenfassend lässt sich aus Sicht der Hirnforschung sagen, dass Lehrende und Lernende versuchen sollten, über die Hirnrinde hinausgehend auch Strukturen des limbischen Systems anzusprechen. Nur durch das Zusammentreffen sowohl bewusster als auch unbewusster, rationaler und emotionaler, belohnender und Bestrafung vermeidender, anregender aber nicht überfordernder, strategischer und lustbetonter Prozesse und Herangehensweisen kann Gedächtnisbildung und Erinnerung optimal erfolgen.

9 Literatur

- Allen, L. S. & Gorski, R. A. (1991). Sexual dimorphism of the anterior commissure and massa intermedia of the human brain. Journal of Comprehensive Neurology, 312, 97–104.
- Atkinson, R. C. & Shiffrin, R. M. (1968). Human memory: a proposed system and its control processes. In K. W. Spence & J. T. Spence (Eds.), The psychology of learning and motivation: Advances in research and theory (Vol. 2, pp. 89–195). New York: Academic Press.
- Au, E. & Fishell, G. (2006). Adult cortical neurogenesis: nuanced, negligible or nonexistent? Nature Neuroscience, 9, 1086–1088.
- Babb, S. J. & Crystal, J. D. (2006). Episodic-like memory in the rat. Current Biology, 16, 1317–1321.
- Baddeley, A. D. (1992). Working memory. Science, 255, 556–559.
- Baddeley, A. D. (1998a). The central executive: A concept and some misconceptions. Journal of the International Neuropsychological Society, 4, 523–526.
- Baddeley, A. D. (1998b). Recent developments in working memory. Current Opinion in Neurobiology, 8, 234–238.
- Baddeley, A. D. (2000). The episodic buffer: A new component of working memory? Trends in Cognitive Sciences, 4, 417–423.
- Baddeley, A. D. & Hitch, G. (1974). Working memory. In G. Bower (Ed.), The psychology of learning and motivation (pp. 47–89). New York: Academic Press.
- Bailey, C. H. & Kandel, E. R. (1995). Molecular and structural mechanisms underlying long-term memory. In M. S. Gazzaniga (Ed.), The cognitive neurosciences (pp. 19–36). Cambridge: MIT Press.
- Baron-Cohen, S. (2004). The essential difference: male and female brains and the truth about autism. New York: Basic Books.
- Bechara, A., Damasio, H. & Damasio, A. R. (2000). Emotion, decision making and the orbitofrontal cortex. Cerebral Cortex, 10, 295–307.
- Bechara, A., Damasio, H. & Damasio, A. R. (2003). Role of the amygdala in decision-making. Annals of the New York Academy of Sciences, 985, 356–369.
- Brand, M. (2007). Cognitive profile of patients with alcoholic Korsakoff's syndrome. International Journal on Disability and Human Development, 6, 161–170.

- Brand, M., Eggers, C., Reinhold, N., Fujiwara, E., Kessler, J., Heiss, W.-D., et al. (2009). Functional brain imaging in fourteen patients with psychogenic amnesia reveals right inferolateral prefrontal hypometabolism. Psychiatry Research: Neuroimaging, 174, 32–39.
- Brand, M., Grabenhorst, F., Starcke, K., Vandekerckhove, M. M. P. & Markowitsch, H. J. (2007). Role of the amygdala in decisions under ambiguity and decisions under risk: evidence from patients with Urbach-Wiethe disease. Neuropsychologia, 45, 1305–1317.
- Brand, M., Labudda, K. & Markowitsch, H. J. (2006). Neuropsychological correlates of decision-making in ambiguous and risky situations. Neural Networks, 19, 1266–1276.
- Brand, M. & Markowitsch, H. J. (2003a). Amnesia: Neuroanatomic and clinical issues. In T. Feinberg & T. Farah (Eds.), Behavioral neurology and neuropsychology (Vol. 2.ed., pp. 431–443). New York: McGraw-Hill.
- Brand, M. & Markowitsch, H. J. (2003b). The principle of bottleneck structures. In R. H. Kluwe, G. Lüer & F. Rösler (Eds.), Principles of learning and memory (pp. 171–184). Basel: Birkhäuser.
- Brand, M. & Markowitsch, H. J. (2004a). Frontalhirn und Gedächtnis im Alter. Neurogeriatrie, 1, 9–20.
- Brand, M. & Markowitsch, H. J. (2004b). Lernen und Gedächtnis. Praxis der Naturwissenschaften, 53, 1–7.
- Brand, M. & Markowitsch, H. J. (2004c). Neurokognition psychiatrischer Patienten. Psychiatrische Praxis, 31 (Suppl. 3), S1–S10.
- Brand, M. & Markowitsch, H. J. (2006a). Lernen und Gedächtnis aus neurowissenschaftlicher Perspektive – Konsequenzen für die Gestaltung des Schulunterrichts. In U. Herrmann (Ed.), Neurodidaktik – Grundlagen und Vorschläge für gehirngerechtes Lehren und Lernen (pp. 60–76). Weinheim: Beltz Verlag.
- Brand, M. & Markowitsch, H. J. (2006b). Memory processes and the orbitofrontal cortex. In D. Zald & S. Rauch (Eds.), The orbitofrontal cortex (pp. 285–306). Oxford: Oxford University Press.
- Brand, M. & Markowitsch, H. J. (2008). The role of the prefrontal cortex in episodic memory. In E. Dere, J. P. Huston & A. Easton (Eds.), Handbook of episodic memory (pp. 317–341). Amsterdam: Elsevier.
- Brand, M. & Markowitsch, H. J. (2009). Environmental influences on autobiographical memory: The mnestic block syndrome. In L. Bäckman & L. Nyberg (Eds.), Memory, aging, and the brain: A Festschrift in honour of Lars Goran-Nilsson (pp. 229–264). New York: Psychology Press.

- Braus, D. F., Wrase, J., Grüsser, S., Hermann, D., Ruf, M., Flor, H., et al. (2001). Alcohol-associated stimuli activate the ventral striatum in abstinent alcoholics. Journal of Neural Transmission, 108, 887–894.
- Bremner, J. D., Vythilingam, M., Vermetten, E., Southwick, S. M., McGlashan, T., Staib, L. H., et al. (2003). Neural correlates of declarative memory for emotionally valenced words in women with posttraumatic stress disorder related to early childhood sexual abuse. Biological Psychiatry, 53, 879–889.
- Buchanan, T. W. & Lovallo, W. R. (2001). Enhanced memory for emotional material following stress-level cortisol treatment in humans. Psychoneuroendocrinology, 26, 307–317.
- Burns, J. M. & Swerdlow, R. H. (2003). Right orbitofrontal tumor with pedophilia symptom and constructional apraxia sign. Archives of Neurology, 60, 437–440.
- Cahill, L., Babinsky, R., Markowitsch, H. J. & McGaugh, J. L. (1995). The amygdala and emotional memory. Nature, 377, 295–296.
- Chung, W. C., De Vries, G. J. & Swaab, D. F. (2002). Sexual differentiation of the bed nucleus of the stria terminalis in humans may extend into adulthood. Journal of Neuroscience, 22, 1027–1033.
- Clayton, N. S., Bussey, T. J. & Dickinson, A. (2003). Can animals recall the past and plan for the future? Nature Review Neuroscience, 4, 685–691.
- Corcoran, R. & Frith, C. D. (2003). Autobiographical memory and theory of mind: evidence of a relationship in schizophrenia. Psychological Medicine, 33, 897–905.
- Corkin, S. (2002). What‘s new with the amnesic patient H.M.? Nature Review Neuroscience, 3, 153–160.
- Cowan, N. (2001). The magical number 4 in short-term memory: A reconsideration of mental storage capacity. Behavioral and Brain Sciences, 24, 87–114.
- Damasio, H., Grabowski, T., Frank, R., Galaburda, A. M. & Damasio, A. R. (1994). The return of Phineas Gage: Clues about the brain from the skull of a famous patient. Science, 264, 1102–1105.
- de Oliveira-Souza, R., Hare, R. D., Bramati, I. E., Garrido, G. J., Ignácio, F. A., Tovar-Moll, F., et al. (2008). Psychopathy as a disorder of the moral brain: Fronto-temporo-limbic grey matter reductions demonstrated by voxel-based morphometry. NeuroImage, 40, 1202–1213.
- Dere, E., Kart-Teke, E., Huston, J. P. & De Souza Silva, M. A. (2006). The case for episodic memory in animals. Neuroscience and Biobehavioral Reviews, 30, 1206–1224.

- Dolan, R. J. (2007). The human amygdala and orbital prefrontal cortex in behavioural regulation. Philosophical Transactions of the Royal Society of London. Series B, Biological Sciences, 362, 787–799.
- Draganski, B., Gaser, C., Busch, V., Schuierer, G., Bogdahn, U. & May, A. (2004). Neuroplasticity: changes in grey matter induced by training. Nature, 427, 311–312.
- Elzinga, B. M. & Bremner, J. D. (2002). Are the neural substrates of memory the final common pathway in posttraumatic stress disorder (PTSD)? Journal of Affective Disorders, 70, 1–17.
- Federenko, I. S., Schlotz, W., Kirschbaum, C., Bartels, M., Hellhammer, D. H. & Wust, S. (2006). The heritability of perceived stress. Psychological Medicine, 36, 375–385.
- Fink, G. R. (2003). In search of one‘s own past: the neural bases of autobiographical memories. Brain, 126, 1509–1510.
- Fink, G. R., Markowitsch, H. J., Reinkemeier, M., Bruckbauer, T., Kessler, J. & Heiss, W.-D. (1996). Cerebral representation of one‘s own past: neural networks involved in autobiographical memory. Journal of Neuroscience, 16, 4275–4282.
- Fries, A. B., Shirtcliff, E. A. & Pollak, S. D. (2008). Neuroendocrine dysregulation following early social deprivation in children. Developmental Psychobiology, 50, 588–599.
- Fries, A. B., Ziegler, T. E., Kurian, J. R., Jacoris, S. & Pollak, S. D. (2005). Early experience in humans is associated with changes in neuropeptides critical for regulating social behavior. Proceedings of the National Academy of Sciences of the USA, 102, 17237–17240.
- Fujiwara, E., Brand, M., Kracht, L., Kessler, J., Diebel, A., Netz, J., et al. (2008). Functional retrograde amnesia: a multiple case study. Cortex, 44, 29–45.
- Gathercole, S. E. (1994). Neuropsychology and working memory: a review. Neuropsychology, 8, 494–505.
- Goldenberg, G. (2004). The life of Phineas Gage – stories and reality. Cortex, 40, 552–555.
- Grüsser, S., Wrase, J., Klein, S., Hermann, D., Smolka, M. N., Ruf, M., et al. (2004). Cue-induced activation of the striatum and medial prefrontal cortex is associated with subsequent relapse in abstinent alcoholics. Psychopharmacology, 175, 296–302.
- Harlow, J. M. (1848). Passage of an iron rod through the head. Boston Medical and Surgical Journal, 39, 389–393.
- Harlow, J. M. (1869). Recovery from the passage of an iron bar through the head. Boston: D. Clapp and Son.

- Harpaz-Rotem, I. & Hirst, W. (2005). The earliest memory in individuals raised in either traditional and reformed kibbutz or outside the kibbutz. Memory, 13, 51–62.
- He, J. & Crews, F. T. (2007). Neurogenesis decreases during brain maturation from adolescence to adulthood. Pharmacology, Biochemistry, and Behavior, 86, 327–333.
- Hebb, D. O. (1949). The organization of behavior. New York: Wiley.
- Hehman, J. A., German, T. P. & Klein, S. B. (2005). Impaired self-recognition from recent photographs in a case of late-stage Alzheimer's disease. Social Cognition, 23, 118–123.
- Hering, K. E. K. (1870, 30.05.1870). Über das Gedächtnis als eine allgemeine Function der organisirten Materie. Paper presented at the Kaiserliche Akademie der Wissenschaften, Wien.
- Ito, M. & Kano, M. (1982). Long-lasting depression of parallel fiber-Purkinje cell transmission induced by conjunctive stimulation of parallel fibers and climbing fibers in the cerebellar cortex. Neuroscience Letters, 33, 253–258.
- Jacobson, C. D. & Gorski, R. A. (1981). Neurogenesis of the sexually dimorphic nucleus of the preoptic area in the rat. Journal of Comparative Neurology, 196, 519–529.
- Kalbe, E., Brand, M., Thiel, A., Kessler, J. & Markowitsch, H. J. (2008). Neuropsychological and neural correlates of autobiographical deficits in a mother who killed her children. Neurocase, 14, 15–28.
- Kandel, E. R. (2001). The molecular biology of memory storage: a dialog between genes and synapses. Bioscience Reports, 21, 565–611.
- Kandel, E. R., Schwartz, J. H. & Jessell, T. M. (1996). Neurowissenschaften: Eine Einführung. Heidelberg: Spektrum Akademischer Verlag.
- Kimura, D. (1999). Sex and cognition. Cambridge, Mass.: Bradford Book.
- Kozian, R. (2001). Kleptomanie bei Frontalhirnläsion. Psychiatrische Praxis, 28, 98–99.
- Kroll, N., Markowitsch, H. J., Knight, R. & von Cramon, D. Y. (1997). Retrieval of old memories – the temporo-frontal hypothesis. Brain, 120, 1377–1399.
- Kruse, K. (2010). Der Mann, der sein Gedächtnis verlor. Hamburg: Hoffmann und Campe Verlag.
- Kuhlmann, S., Kirschbaum, C. & Wolf, O. T. (2005). Effects of oral cortisol treatment in healthy young women on memory retrieval of negative and neutral words. Neurobiology of Learning and Memory, 83, 158–162.

- Kuhlmann, S., Piel, M. & Wolf, O. T. (2005). Impaired memory retrieval after psychosocial stress in healthy young men. Journal of Neuroscience, 25, 2977–2982.
- Kühnel, S. & Markowitsch, H. J. (2008). Falsche Erinnerungen. Heidelberg: Spektrum.
- Kühnel, S., Wörmann, F. G., Mertens, M. & Markowitsch, H. J. (2008). Involvement of the orbitofrontal cortex during correct and false recognitions of visual stimuli. Implications for eyewitness decisions on an fMRI study using a film paradigm. Brain Imaging and Behavior, 2, 163–176.
- Kulynych, J. J., Vladar, K., Jones, D. W. & Weinberger, D. R. (1994). Gender differences in the normal lateralization of the supratemporal cortex – MRI surface-rendering morphometry of Heschl's gyrus and the planum temporale. Cerebral Cortex, 4, 107–118.
- LaBar, K. S. & Cabeza, R. (2006). Cognitive neuroscience of emotional memory. Nature Reviews Neuroscience, 7, 54–64.
- Langnickel, R. & Markowitsch, H. J. (2010). Das Unbewusste Freuds und die Neurowissenschaften. In A. Leitner & H. G. Petzold (Eds.), Sigmund Freud heute. Der Vater der Psychoanalyse im Blick der Wissenschaft und der psychotherapeutischen Schulen (pp. 149–173). Wien: Krammer Verlag.
- Lebel, C., Walker, L., Leemans, A., Phillips, L. & Beaulieu, C. (2008). Microstructural maturation of the human brain from childhood to adulthood. NeuroImage, 40, 1055–1055.
- Loftus, E. (2003). Our changeable memories: legal and practical implications. Nature Reviews Neuroscience, 4, 231–234.
- Maguire, E. A., Gadian, D. G., Johnsrude, I. S., Good, C. D., Ashburner, J., Frackowiak, R. S., et al. (2000). Navigation-related structural change in the hippocampi of taxi drivers. Proceedings of the National Academy of Sciences of the USA, 97, 4398–4403.
- Markowitsch, H. J. (1992). Intellectual functions and the brain. An historical perspective. Toronto: Hogrefe & Huber Publs.
- Markowitsch, H. J. (1998). The mnestic block syndrome: Environmentally induced amnesia. Neurology, Psychiatry and Brain Research, 6, 73–80.
- Markowitsch, H. J. (1998/1999). Differential contribution of right and left amygdala to affective information processing. Behavioural Neurology, 11, 233–244.

- Markowitsch, H. J. (1999a). Functional neuroimaging correlates of functional amnesia. Memory, 7, 561–583.
- Markowitsch, H. J. (1999b). Koma und Hirntod: Funktionelle Anatomie von Bewußtsein und Bewußtseinsstörungen. In H. C. Hopf, G. Deuschl, H. C. Diener & H. Reichmann (Eds.), Neurologie in Praxis und Klinik (Bd. 1, pp. 60–65). Stuttgart: Thieme.
- Markowitsch, H. J. (1999c). Neuroimaging and mechanisms of brain function in psychiatric disorders. Current Opinion in Psychiatry, 12, 331–337.
- Markowitsch, H. J. (2000a). Functional amnesia: the mnestic block syndrome. Revue de Neuropsychologie, 10, 175–198.
- Markowitsch, H. J. (2000b). Memory and amnesia. In M.-M. Mesulam (Ed.), Principles of behavioral and cognitive Neurology (pp. 257–293). New York: Oxford University Press.
- Markowitsch, H. J. (2001). Mnestische Blockaden als Stress- und Traumafolgen. Zeitschrift für Klinische Psychologie und Psychotherapie, 30, 204–211.
- Markowitsch, H. J. (2002). Functional retrograde amnesia-mnestic block syndrome. Cortex, 38, 651–654.
- Markowitsch, H. J. (2003a). Autonoëtic consciousness. In A. S. David & T. Kircher (Eds.), The self in neuroscience and psychiatry (pp. 180–196). Cambridge: Cambridge University Press.
- Markowitsch, H. J. (2003b). Memory: disturbances and therapy. In T. Brandt, L. Caplan, J. Dichgans, H. C. Diener & C. Kennard (Eds.), Neurological disorders; course and treatment (2nd ed., pp. 287–302). San Diego: Academic Press.
- Markowitsch, H. J. (2003c). Psychogenic amnesia. NeuroImage, 20, S132–S138.
- Markowitsch, H. J. (2004). Das Bewusstsein. Anästhesiologie und Intensivmedizin, 11, 627–633.
- Markowitsch, H. J. (2005). Dem Gedächtnis auf der Spur: Vom Erinnern und Vergessen (2. Aufl.). Darmstadt: PRIMUS-Verlag.
- Markowitsch, H. J. (2009a). Das Gedächtnis: Entwicklung – Funktionen – Störungen. München: C.H. Beck.
- Markowitsch, H. J. (2009b). Dem Gedächtnis auf der Spur: Vom Erinnern und Vergessen (3. Aufl.). Darmstadt: PRIMUS-Verlag.
- Markowitsch, H. J. (2009c). Stressbedingte Erinnerungsblockaden. Neuropsychologie und Hirnbildgebung. Psychoanalyse, 13, 246–255.

- Markowitsch, H. J., Brand, M. & Reinkemeier, M. (2005). Neuropsychologische Aspekte des Alterns. In S.-H. Filipp & U. M. Staudinger (Eds.), Enzyklopädie der Psychologie: Themenbereich C/V/6, Entwicklungspsychologie des mittleren und höheren Erwachsenenalters (pp. 79–122). Göttingen: Hogrefe.
- Markowitsch, H. J., Calabrese, P., Fink, G. R., Durwen, H. F., Kessler, J., Härting, C., et al. (1997). Impaired episodic memory retrieval in a case of probable psychogenic amnesia. Psychiatry Research: Neuroimaging Section, 74, 119–126.
- Markowitsch, H. J., Calabrese, P., Haupts, M., Durwen, H. F., Liess, J. & Gehlen, W. (1993). Searching for the anatomical basis of retrograde amnesia. Journal of Clinical and Experimental Neuropsychology, 15, 947–967.
- Markowitsch, H. J., Calabrese, P., Liess, J., Haupts, M., Durwen, H. F. & Gehlen, W. (1993). Retrograde amnesia after traumatic injury of the fronto-temporal cortex. Journal of Neurology, Neurosurgery and Psychiatry, 56, 988–992.
- Markowitsch, H. J., Calabrese, P., Würker, M., Durwen, H. F., Kessler, J., Babinsky, R., et al. (1994). The amygdala‘s contribution to memory – a study on two patients with Urbach-Wiethe disease. NeuroReport, 5, 1349–1352.
- Markowitsch, H. J., Fink, G. R., Thöne, A., Kessler, J. & Heiss, W.-D. (1997). A PET study of persistent psychogenic amnesia covering the whole life span. Cognitive Neuropsychiatry, 2, 135–158.
- Markowitsch, H. J., Kessler, J., Kalbe, E. & Herholz, K. (1999). Functional amnesia and memory consolidation. A case of persistent anterograde amnesia with rapid forgetting following whiplash injury. Neurocase, 5, 189–200.
- Markowitsch, H. J., Kessler, J., Russ, M. O., Frölich, L., Schneider, B. & Maurer, K. (1999). Mnestic block syndrome. Cortex, 35, 219–230.
- Markowitsch, H. J., Kessler, J., Van der Ven, C., Weber-Luxenburger, G. & Heiss, W.-D. (1998). Psychic trauma causing grossly reduced brain metabolism and cognitive deterioration. Neuropsychologia, 36, 77–82.
- Markowitsch, H. J., Kessler, J., Weber-Luxenburger, G., Van der Ven, C., Albers, M. & Heiss, W. D. (2000). Neuroimaging and behavioral correlates of recovery from mnestic block syndrome and other cognitive deteriorations. Neuropsychiatry, Neuropsychology and Behavioral Neurology, 13, 60–66.

- Markowitsch, H. J. & Merkel, R. (2011). Das Gehirn auf der Anklagebank. Die Bedeutung der Hirnforschung für Ethik und Recht. In P. Gruss & T. Bonhoeffer (Eds.), Zukunft Gehirn (pp. 210–240). München: C.H. Beck Verlag.
- Markowitsch, H. J. & Staniloiu, A. (2009). Brain-environment interactions in violent crime. In I. Needham, P. Callaghan, T. Palmstierna, H. Nijman & N. Oud (Eds.), Violence in clinical psychiatry (pp. 121–123). Dwingelon, NL: Kavanah.
- Markowitsch, H. J. & Staniloiu, A. (2011a). Amygdala in action: Relaying biological and social significance to autobiographic memory. Neuropsychologia, 49, 718–733.
- Markowitsch, H. J. & Staniloiu, A. (2011b). Memory, autonoetic consciousness, and the self. Consciousness and Cognition, 20, 16–39.
- Markowitsch, H. J., Thiel, A., Kessler, J., von Stockhausen, H.-M. & Heiss, W.-D. (1997). Ecphorizing semi-conscious episodic information via the right temporopolar cortex – a PET study. Neurocase, 3, 445–449.
- Markowitsch, H. J., Thiel, A., Reinkemeier, M., Kessler, J., Koyuncu, A. & Heiss, W.-D. (2000). Right amygdalar and temporofrontal activation during autobiographic, but not during fictitious memory retrieval. Behavioural Neurology, 12, 181–190.
- Markowitsch, H. J., Vandekerckhove, M. M., Lanfermann, H. & Russ, M. O. (2003). Engagement of lateral and medial prefrontal areas in the ecphory of sad and happy autobiographical memories. Cortex, 39, 643–665.
- Markowitsch, H. J. & Welzer, H. (2005). Das autobiographische Gedächtnis. Hirnorganische Grundlagen und biosoziale Entwicklung. Stuttgart: Klett.
- McGaugh, J. L. (2004). The amygdala modulates the consolidation of memories of emotionally arousing experiences. Annual Review of Neuroscience, 27, 1–28.
- Morrison, S. E. & Salzman, C. D. (2010). Re-valuing the amygdala. Current Opinion in Neurobiology, 20, 1–10.
- Müller, J. L., Sommer, M., Wagner, V., Lange, K., Taschler, H., Roder, C. H., et al. (2003). Abnormalities in emotion processing within cortical and subcortical regions in criminal psychopaths: evidence from a functional magnetic resonance imaging study using pictures with emotional content. Biological Psychiatry, 54, 152–162.
- Nauta, W. J. H. (1979). Expanding borders of the limbic system concept. In T. Rasmussen & R. Marino (Eds.), Functional neurosurgery (pp. 7–23). New York: Raven Press.

- Nelson, K. (2002). Erzählung und Selbst, Mythos und Erinnerung: Die Entwicklung des autobiographischen Gedächtnisses und des kulturellen Selbst. BIOS, 15, 241–263.
- Papez, J. W. (1937). A proposed mechanism of emotion. Archives of Neurology and Psychiatry, 38, 725–743.
- Paquette, V., Levesque, J., Mensour, B., Leroux, J. M., Beaudoin, G., Bourgouin, P., et al. (2003). „Change the mind and you change the brain": effects of cognitive-behavioral therapy on the neural correlates of spider phobia. NeuroImage, 18, 401–409.
- Pardon, M.-C. (2007). Stress and ageing interactions: A paradox in the context of shared etiological and psychopathological processes. Brain Research Reviews, 54, 252–273.
- Phelps, M. E. (2006). Emotion and cognition: insights from studies of the human amygdala. Annual Review of Psychology, 57, 27–53.
- Phelps, M. E. & LeDoux, J. E. (2005). Contributions of the amygdala to emotion processing: from animal models to human behavior. Neuron, 48, 175–187.
- Piefke, M., Weiss, P. H., Zilles, K., Markowitsch, H. J. & Fink, G. R. (2003). Differential remoteness and emotional tone modulate the neural correlates of autobiographical memory. Brain, 126, 650–668.
- Piet, R. & Manzoni, O. J. (2010). Prime time for stress. Nature Neuroscience, 13, 1156–1158.
- Porter, N. & Landfield, P. W. (1998). Stress hormones and brain ageing: adding injury to insult. Nature Neuroscience, 1, 3–4.
- Potenza, M. N., Steinberg, M. A., Skudlarski, P., Fulbright, R. K., Lacadie, C. M., Wilber, M. K., et al. (2003). Gambling urges in pathological gambling: a functional magnetic resonance imaging study. Archives of General Psychiatry, 60, 828–836.
- Potenza, M. N. & Wilbers, M. K. (2001). Neuroimaging studies of pathological gambling and substance dependence. Psychiatric Times, 18, 58–64.
- Pritzel, M. (1996). Lateralisierung des Zentralnervensystems und Verhalten: Eine Übersicht unter besonderer Berücksichtigung der Linkshändigkeit. In H. J. Markowitsch (Ed.), Enzyklopädie der Psychologie, Serie „Biologische Psychologe", Band 2: Klinische Neuropsychologie (pp. 155–208). Göttingen: Hogrefe.
- Pritzel, M., Brand, M. & Markowitsch, H. J. (2009). Gehirn und Verhalten – Ein Grundkurs der Physiologischen Psychologie. Heidelberg: Spektrum Akademischer Verlag.

- Pritzel, M. & Markowitsch, H. J. (1997). Sexueller Dimorphismus: Inwieweit bedingen Unterschiede im Aufbau des Gehirns zwischen Mann und Frau auch Unterschiede im Verhalten? Psychologische Rundschau, 48, 16–31.
- Raine, A., Lencz, T., Bihrle, S., LaCasse, L. & Colletti, P. (2000). Reduced prefrontal gray matter volume and reduced autonomic activity in antisocial personality disorder. Archives of General Psychiatry, 57, 119–127.
- Raine, A., Meloy, J. R., Bihrle, S., Stoddard, J., LaCasse, L. & Buchsbaum, M. S. (1998). Reduced prefrontal and increased subcortical brain functioning assessed using positron emission tomography in predatory and affective murderers. Behavioral Science and the Law, 16, 319–332.
- Raine, A., Stoddard, J., Bihrle, S. & Buchsbaum, M. (1998). Prefrontal glucose in murderers lacking psychosocial deprivation. Neuropsychiatry, Neuropsychology and Behavioral Neurology, 11, 1–7.
- Reed, L. J., Lasserson, D., Marsden, P., Stanhope, N., Stevens, T., Bello, F., et al. (2003). FDG-PET findings in the Wernicke-Korsakoff syndrome. Cortex, 39, 1027–1045.
- Reinhold, N. & Markowitsch, H. J. (2007). Emotion and consciousness in adolescent psychogenic amnesia. Journal of Neuropsychology, 1, 53–64.
- Reinhold, N. & Markowitsch, H. J. (2009). Das mnestische Blockade-Syndrom: Herleitung eines diagnostischen Begriffs aus Einzelfallbeschreibungen. In G. Jüttemann (Ed.), Komparative Kasuistik: Die phänomenzentrierte Analyse der Entstehung ähnlich gelagerter Fälle (pp. 267–273). Göttingen: Vandenhoeck & Ruprecht.
- Ribot, T. (1892). Diseases of memory. New York: D. Appleton and Co.
- Roozendaal, B., Okuda, S., de Quervain, D. J. & McGaugh, J. L. (2006). Glucocorticoids interact with emotion-induced noradrenergic activation in influencing different memory functions. Neuroscience, 138, 901–910.
- Roozendaal, B., Okuda, S., Van der Zee, E. A. & McGaugh, J. L. (2006). Glucocorticoid enhancement of memory requires arousal-induced noradrenergic activation in the basolateral amygdala. Proceedings of the National Academy of Sciences of the USA, 103, 6741–6746.
- Roth, G. (2003). Fühlen, Denken, Handeln. Frankfurt a.M.: Suhrkamp.
- Roth, G. (2004). Warum sind Lehren und Lernen so schwierig? Zeitschrift für Pädagogik, 50, 496–506.

- Sarter, M. & Markowitsch, H. J. (1985). Involvement of the amygdala in learning and memory: a critical review, with emphasis on anatomical relations. Behavioral Neuroscience, 99, 342–380.
- Schacter, D. L. (1996). Searching for memory – the brain, the mind, and the past. New York: Basic Books.
- Schacter, D. L. (2001a). The seven sins of memory: how the mind forgets and remembers. New York: Houghton Mifflin.
- Schacter, D. L. (2001b). Wir sind Erinnerung. Reinbek: Rowohlt.
- Scoville, W. B. & Milner, B. (1957). Loss of recent memory after bilateral hippocampal lesions. Journal of Neurology, Neurosurgery and Psychiatry, 20, 11–21.
- Seifritz, E. & Dürsteler-MacFarland, K. M. (2001). Is prefrontal cortex thinning specific for antisocial personality disorder? Archives of General Psychiatry, 58, 402–403.
- Shaywitz, B. A., Shaywitz, S. E., Pugh, K. R., Constable, R. T., Skudlarski, P., Fulbright, R. K., et al. (1995). Sex differences in the functional organization of the brain for language. Nature, 373, 607–609.
- Siebert, M., Markowitsch, H. J. & Bartel, P. (2003). Amygdala, affect, and cognition: Evidence from ten patients with Urbach-Wiethe disease. Brain, 126, 2627–2637.
- Skov-Rackette, S. I., Miller, N. Y. & Shettleworth, S. J. (2006). What-where-when memory in pigeons. Journal of Experimental Psychology: Animal Behavior Processes, 32, 345–358.
- Smith, C. N., Frascino, J. C., Kripke, D. L., McHugh, P. R., Treisman, G. J. & Squire, L. R. (2010). Losing memories overnight: A unique form of human amnesia. Neuropsychologia, 48, 2833–2840.
- Spitzer, M. (2002). Gehirnforschung und die Schule des Lebens. Heidelberg: Spektrum Akademischer Verlag.
- Squire, L. R. (1987). Memory and brain. New York: Oxford University Press.
- Staniloiu, A., Bender, A., Smolewska, K., Ellis, J., Abramowitz, C. & Markowitsch, H. J. (2009). Ganser syndrome with work-related onset in a patient with a background of immigration. Cognitive Neuropsychiatry, 14, 180–198.
- Staniloiu, A., Borsutzky, S. & Markowitsch, H. J. (2010). Dissociative memory disorders and immigration. In W. Christiansen, E. Schier & J. Sutton (Eds.), ASCS09: Proceedings of the 9th Conference of the Australasian Society for Cognitive Science (pp. 316–324). Sydney: Centre for Cognitive Science.

- Steinvorth, S., Levine, B. & Corkin, S. (2005). Medial temporal lobe structures are needed to re-experience remote autobiographical memories: evidence from H.M. and W.R. Neuropsychologia, 43, 479–496.
- Stevens, C. F. (1994). CREB and memory consolidation. Neuron, 13, 769–770.
- Straube, T., Glauer, M., Dilger, S., Mentzel, H. J. & Miltner, W. H. (2006). Effects of cognitive-behavioral therapy on brain activation in specific phobia. NeuroImage, 29, 125–135.
- Swaab, D. F., Chung, C. J., Kruijver, F. P. M., Hofman, M. A. & Ishunina, T. A. (2001). Structural and functional sex differences in the human hypothalamus. Hormonal Behavior, 40, 93–98.
- Swaab, D. F., Goren, L. J. G. & Hofman, M. A. (1995). Brain research, gender, and sexual orientation. Journal of Homosexuality, 28, 283–301.
- Thöne-Otto, A. & Markowitsch, H. J. (2004). Gedächtnisstörungen nach Hirnschäden. Göttingen: Hogrefe.
- Tulving, E. (2002). Episodic memory: from mind to brain. Annual Reviews of Psychology, 53, 1–25.
- Tulving, E. (2005). Episodic memory and autonoesis: uniquely human? In H. Terrace & J. Metcalfe (Eds.), The missing link in cognition: evolution of self-knowing consciousness (pp. 3–56). New York: Oxford University Press.
- Vargha-Khadem, F., Gadian, D. G., Watkins, K. E., Connely, A., Van Paeschen, W. & Mishkin, M. (1997). Differential effects of early hippocampal pathology on episodic and semantic memory. Science, 277, 376–380.
- Vargha-Khadem, F., Salmond, C. H., Watkins, K. E., Friston, K. J., Gadian, D. G. & Mishkin, M. (2003). Developmental amnesia: effect of age at injury. Proceedings of the National Academy of Sciences of the USA, 100, 10055–10060.
- Wade, K. A., Garry, M., Read, J. D. & Lindsay, D. S. (2002). A picture is worth a thousand lies: using false photographs to create false childhood memories. Psychonomic Bulletin & Review, 9, 597–603.
- Wang, Q. (2001). Culture effects on adults' earliest childhood recollection and self-description: Implications for the relation between memory and the self. Journal of Personality and Social Psychology, 81, 220–231.
- Wolf, O. T. (2009). Stress and memory in humans: Twelve years of progress? Brain Research, 1293, 142–154.

- Wolf, O. T., Fujiwara, E., Luwinski, G., Kirschbaum, C. & Markowitsch, H. J. (2005). No morning cortisol response in patients with severe global amnesia. Psychoneuroendocrinology, 30, 101–105.
- Yehuda, R., Harvey, P. D., Buchsbaum, M., Tischler, L. & Schmeidler, J. (2007). Enhanced effects of cortisol administration on episodic and working memory in aging veterans with PTSD. Neuropsychopharmacology, 32, 2581–2591.
- Yehuda, R., Schmeidler, J., Wainberg, M., Binder-Brynes, K. & Duvdevani, T. (1998). Vulnerability to posttraumatic stress disorder in adult offspring of holocaust survivors. American Journal of Psychiatry, 155, 1163–1171.

Autoren

Prof. Dr. Matthias Brand ist Professor für Allgemeine Psychologie: Kognition an der Universität Duisburg-Essen und Geschäftsführender Direktor des Erwin L. Hahn Institute for Magnetic Resonance Imaging, Essen. Er studierte Psychologie an der Universität Koblenz-Landau und promovierte und habilitierte sich an der Universität Bielefeld. Sein Forschungsgebiet umfasst kognitive und emotionale Komponenten des Entscheidungsverhaltens im gesunden und erkrankten Gehirn sowie Gedächtnis und Gedächtnisstörungen. Er wurde sowohl für seine Forschung als auch für seine Lehrtätigkeit mit verschiedenen Preisen ausgezeichnet.
E-Mail: matthias.brand@uni-due.de

Prof. Dr. Hans J. Markowitsch ist Professor für Physiologische Psychologie an der Universität Bielefeld und war Direktor am Zentrum für interdisziplinäre Forschung. Er studierte Psychologie und Biologie an der Universität Konstanz, lehrte in Kopenhagen an der Medizinischen Fakultät und hatte Professuren für Biopsychologie an den Universitäten von Konstanz und Bochum inne und erhielt Rufe auf Professuren für Psychologie und Neurowissenschaften an australischen und kanadischen Universitäten. Er leitet die Gedächtnisambulanz der Universität Bielefeld. Seine Forschungsgebiete sind in den Bereichen von Gedächtnis und Gedächtnisstörungen, Bewusstsein, Emotion und Zeugenglaubwürdigkeit (EU-Projekt). Er ist Autor oder Herausgeber von mehr als 20 Büchern und über 500 Buch- und Zeitschriftenartikeln und hat Preise für seine Forschungen zum Gedächtnis erhalten.
E-Mail: hjmarkowitsch@uni-bielefeld.de

Vorschau

Schulmanagement Handbuch 139: Entscheidungsmanagement für Schulleitungen

Entscheidungen bilden wohl nicht das einzige, wohl aber das zentrale Feld der Schulleitung als Führungskraft ab. Die Schulleitung muss Entscheidungen herbeiführen (alleine oder unter Beteiligung anderer) und diese vertreten. Es gilt, die Umsetzung in die Praxis sicherzustellen und letztendlich die Entscheidung zu verantworten. Schulleitungen sollten über ein Grundgerüst an so genannten Entscheidungsskills verfügen. In diesem Handbuch geht es darum, Anregungen zu geben, damit Sie Ihre Entscheidungsqualitäten verbessern und den Entscheidungsaufwand verringern können. Es geht darum, Hinweise zu geben, wie es zu einer höheren Entscheidungsakzeptanz und zu weniger Fehlentscheidungen kommt.

Schulmanagement-Handbuch 140: Urheber- und Medienrecht im Schulalltag

Am Kopierer der Schule wird bewusst oder unbewusst täglich unzählige Male eine Entscheidung darüber getroffen, wie mit dem Urheberrecht eines Textes, eines Buches oder eines Materials aus dem Internet umgegangen wird.
In diesem Handbuch erhalten Sie in kurzer, knapper und übersichtlicher Form einen Überblick über die rechtlichen Grundlagen. Vor allem wird in diesem Handbuch praxisnah auf einzelne Bereiche von Schule eingegangen, die vom Urheber- und Medienrecht betroffen sind. Unter anderem finden Sie hier:

- Was ist zu beachten beim Bereitstellen von Unterrichtsmaterialien in elektronischer Form?
- Wie verhält es sich mit den Urheberrechten beim Abspielen von Internetinhalten im Unterricht?
- Was ist zu beachten beim öffentlichen Aufführen von Theaterstücken?

Die Schulhomepage, Schülerzeitungen und rechtliche Konsequenzen bei Nichtbeachtung des Urheberrechts sind weitere Themen.

Bereits erschienene Handbücher

Band 118: Vergleichsarbeiten und Schulentwicklung (Ingmar Hosenfeld/ Jana Groß Ophoff/Petra Bittins)
Band 119: Effektive Kooperationsstrukturen (Claus G. Buhren/Guy Kempfert)
Band 120: Aktive Suchtprävention – für das Leben lernen (Hinnerk Frahm/ Meike Latten/Susanne Giese)
Band 121: Grundlagen des Schulmanagements (Hans Werner Müller)
Band 122: Professionelles Kommunizieren (Michael Jäger)
Band 123: Diagnostizieren und Evaluieren in der Schule (Olaf Köller/Jens Möller)
Band 124: Lesekompetenz (Christiane Frauen/Dana Johannsen/Jens Möller/ Gesa Ramm/Thomas Riecke-Baulecke/Astrid Wack/Frauke Wietzke)
Band 125: Bildungsmanagement in der Schule (Heinke Röbken)
Band 126: Aus Vergleichsstudien lernen (Barbara Drechsel/Manfred Prenzel)
Band 127: Critical friends – Schulentwicklung mit kritischen Freunden (Claus Buhren/Katrin Düring)
Band 128: Schulinternes Curriculum (Renate Buschmann, Gisela Ehlers, Beate Lesting-Buermann, Martin Lindner, Thomas Riecke-Baulecke, Frauke Wietzke, Hans-Dieter von Zelewski)
Band 129: Personal führen (Ute Schäffer-Külz, Udo Konradt)
Band 130: Personal fördern (Ute Schäffer-Külz, Udo Konradt)
Band 131: Die ersten hundert Tage (Helge Daugs/Dr. Peter Wendt)
Band 132: Unterricht weiterentwickeln und beurteilen (Hilbert Meyer, Reinhard Demuth)
Band 133: Unterrichtsentwicklung im Fachunterricht (Reinhard Demuth, Hilbert Meyer)
Band 134: Strategien gegen Mobbing in der Schule (Holger Linzbach/Petra Linzbach)
Band 135: Offenen Ganztag gestalten (Michael Lorbeer-Andresen)
Band 136: Individuelle Förderung (Thomas Riecke-Baulecke, Aiso Heinze, Johannes Sominka, Gesa Ramm)
Band 137: Eigenverantwortliches Lernen (Angela Harting/Gesa Ramm)

Diese Handbücher können Sie in unserem Internetshop unter www.schulmanagement-online.de/shop bestellen, solange der Vorrat reicht.